Série
Cardiovascular

Cardiologia Desportiva
Ergometria
Reabilitação Cardíaca

Publicações do Autor:

Síndromes Médicas, Editora Revinter, Rio de Janeiro, 2008

Fisiologia do Exercício, Ergometria e Condicionamento Físico,
Editora Robe, São Paulo, Série Informed, 2007

Internet Médica, Elsevier, São Paulo, 2007

Série de Manuais Medicina Online, 2006

Exercícios e o Coração, Editora Health, Belo Horizonte, 1997

Co-Autor do livro: Condutas Clínicas nas Dislipidemias, editado por Tania Leme da Rocha Martinez,
Editora Health, Belo Horizonte, 1997

Cardiopatias Arritmogênicas, Editora Santa Edwiges, Belo Horizonte, 1987

Aptidão Física, Esporte e Saúde, Editora Edwiges, Belo Horizonte, 1986

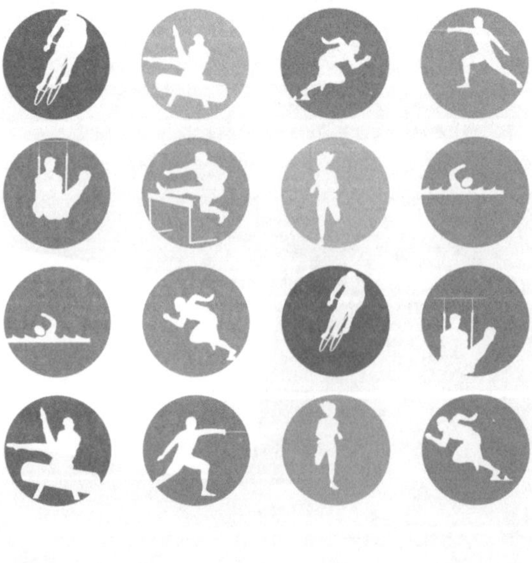

Série
Cardiovascular

Cardiologia Desportiva
Ergometria
Reabilitação Cardíaca

Paulo Fernando Leite

Médico Formado pela Faculdade de Medicina da UFMG
Mestrado em Fisiologia do Exercício pela Universidade de IOWA – EUA
Ex-Presidente da Sociedade Mineira de Medicina do Exercício e Esporte

REVINTER

Cardiologia Desportiva, Ergometria e Reabilitação Cardíaca – Série Cardiovascular

ISBN 978-85-372-0209-8

Contato com o autor:
PAULO FERNANDO LEITE
leitepf@uol.com.br

A precisão das indicações, as reações adversas e as relações de dosagem para as drogas citadas nesta obra podem sofrer alterações.
Solicitamos que o leitor reveja a farmacologia dos medicamentos aqui mencionados.
A responsabilidade civil e criminal, perante terceiros e perante a Editora Revinter, sobre o conteúdo total desta obra, incluindo as ilustrações e autorizações/créditos correspondentes, é do(s) autor(es) da mesma.

Livraria e Editora REVINTER Ltda.
Rua do Matoso, 170 – Tijuca
20270-135 – Rio de Janeiro – RJ
Tel.: (21) 2563-9700 – Fax: (21) 2563-9701
livraria@revinter.com.br – www.revinter.com.br

DEDICATÓRIAS

**Aos colegas cardiologistas,
pela amizade e o apoio de sempre**:

Álvaro Bellini
Claudio Gil S. Araújo
Fábio Sandoli de Brito
Gilmar Reis
Jorge Ilha Guimarães
José Augusto Bottega
Kátia Nuic
Michel Batlouni
Paulo Yazbeck
Roberto Alfieri
Washington Araújo

SUMÁRIO

1 CARDIOLOGIA DESPORTIVA 1

Avaliação cardiovascular antes da participação em esportes competitivos 2

Evidências bioquímicas de fibrose miocárdica em atletas veteranos de maratona 3

Prevalência e triagem de miocardiopatia hipertrófica em atletas 4

Eventos cardiovasculares durante a Copa do Mundo de futebol da Alemanha 5

Características cardíacas e metabólicas de corredores de longa distância do ambulatório de cardiologia do esporte e exercício de um hospital terciário 6

Protocolo de aclimatação em climas quentes para esportistas . . . 7

Redução na gordura corporal durante triatlo de ultra-resistência associa-se à intensidade da corrida 8

Utilidade e custo-benefício do rastreamento em adolescente . . 9

Triagem na redução de morte súbita em atletas 10

Abuso de hormônios em adolescentes e adultos 11

PESQUISA NA *WEB*

Artigos *on-line* (Biblioteca Scielo) 13

Artigos *on-line* (Publicações internacionais) 14

Sites de referência 20

CHECKLIST

Efeitos cardiovasculares agudos do exercício físico 23
Síndrome de coração do atleta 24
Causas de morte súbita em atletas com idade inferior a 35 anos . 25
Causa mais comum de morte súbita cardíaca em atletas com idade superior a 35 anos 26

2 ERGOMETRIA 27
Resposta eletrocardiográfica no esforço e na mortalidade por doença arterial coronariana em pacientes diabéticos 28
Ectopia ventricular no pós-ergométrico e resultados adversos 29
Teste ergométrico precoce após infarto do miocárdio – comparação com ecocardiograma, monitorização eletrocardiográfica e arteriografia coronariana 30
O teste ergométrico é factível, eficaz e custo-efetivo na predição de eventos cardiovasculares no paciente muito idoso, quando comparado à cintilografia de perfusão miocárdica...... 31
Recuperação da freqüência cardíaca após teste de esforço em esteira ergométrica e variabilidade da freqüência cardíaca em 24 horas em indivíduos sadios 32
Valor prognóstico do aumento da freqüência cardíaca no início do teste de esforço 33
Limiar de variabilidade da freqüência cardíaca em adolescentes obesos e não-obesos 34
Resposta da pressão arterial ao esforço em adolescentes – influência do sobrepeso e obesidade 36
Valores de consumo máximo de oxigênio determinados pelo teste cardiopulmonar em adolescentes – uma proposta de classificação 37

Aptidão cardiorrespiratória e associações a fatores de risco cardiovascular em adolescentes 38
Pressão arterial em adolescentes durante teste ergométrico . . 39
Teste ergométrico em crianças e adolescentes – maior tolerância ao esforço com o protocolo em rampa 39
Doença arterial coronariana em diabéticas tipo 2 assintomáticas – estudo comparativo entre o teste ergométrico, o teste cardiopulmonar e a cintilografia de perfusão miocárdica com dipiridamol na identificação de isquemia 40
Freqüência cardíaca máxima em idosas brasileiras 42
Desenvolvimento de um sistema de classificação ventilatória em pacientes com insuficiência cardíaca 43
Consumo máximo de oxigênio e sobrevida na estratificação de risco de insuficiência cardíaca avançada 44
Identificação do limiar anaeróbio em indivíduos com diabetes tipo 2 sedentários e fisicamente ativos 45
Consumo de oxigênio pós-exercício de força e aeróbio – efeito da ordem de execução 46
Importância clínica da ergoespirometria e do treinamento aeróbico em pacientes com insuficiência cardíaca 47
Determinação do limiar de anaerobiose de idosos saudáveis – comparação entre diferentes métodos 48
Associação entre o desempenho no teste de caminhada em corredor longo a mortalidade, doença cardiovascular, limitação de movimentos e deficiência 49
Eletrocardiografia e teste ergométrico no *check-up* cardiológico 51
Monitorização ambulatorial da pressão arterial e pressão causual em hiper-reatores de esforço 52
Betabloqueadores na hipertensão arterial sistêmica por exercício 53

Teste ergométrico prediz mortalidade em adultos com cardiopatia congênita . . . 55
Deformação mitral e regurtitação no exercício . . . 56

PESQUISA NA *WEB*

Artigos *on-line* (Biblioteca Scielo) . . . 58
Artigos *on-line* (Internacionais) . . . 62
Sites de referência . . . 66

CHECKLIST

Indicações do teste ergométrico convencional . . . 67
Teste ergométrico especial e/ou associado a outros métodos . . . 68
Contra-indicações do teste ergométrico . . . 68

3 REABILITAÇÃO CARDÍACA . . . 69
Efeitos do treinamento físico na morbidade e mortalidade em pacientes com insuficiência cardíaca – como implementar sua aplicação na prática clínica . . . 70
Efeitos do treinamento aeróbico nos níveis séricos de colesterol HDL . . . 71
Base clínica para a recomendação de aumento da prática de atividade física e perda de peso em pacientes diabéticos . . . 72
Maiores níveis de preparo físico cardiorrespiratório associam-se a menor risco de morte por câncer em homens pré-diabéticos e diabéticos . . . 73
Efeitos do treinamento de força sobre os fatores da síndrome metabólica . . . 74
Efeitos de um programa de exercício físico não-supervisionado e acompanhado a distância, via *internet,* sobre a pressão arterial e composição corporal em indivíduos normotensos e pré-hipertensos . . . 75

Avaliação da qualidade de vida pós-cirurgia cardíaca na fase I da reabilitação por meio do questionário MOS SF-36. 76
Redução de hipertensão arterial com condicionamento físico.. 77
Efeitos da atividade física e do tratamento do estresse nos marcadores de risco cardiovascular em pacientes com doença cardíaca isquêmica 78
Atividade física na doença arterial periférica e mortalidade . 80
Segurança de um programa de treinamento físico para pacientes cardíacos – resultados do registro francês de complicações durante a reabilitação cardíaca 81

PESQUISA NA WEB

Artigos *on-line* (Biblioteca Scielo) 83
Artigos *on-line* (Internacionais) 85
Sites de referência 88

CHECKLIST

Benefícios da atividade física em programas de prevenção cardiovascular primária 89
Benefícios da atividade física em pacientes coronariopatas.. 90
Avaliação cardíaca antes de iniciar programas de atividade física 91
Fases da reabilitação cardíaca............................ 92

4 TEMAS ESPECIAIS 97
Evitar períodos prolongados ininterruptos de sedentarismo proporciona efeitos benéficos sobre marcadores de risco metabólico 98
Efeito de um mês de destreinamento sobre a aptidão física relacionada com a saúde em programa de mudança de estilo de vida 99
Intervenções para promoção da prática de caminhada 100

Aptidão cardiorrespiratória e adiposidade como preditores de mortalidade em adultos idosos 101
Níveis de testosterona mais baixos e declínio na *performance* física e força muscular em homens idosos 102
Fatores relacionados com as respostas da testosterona e do cortisol ao treinamento de força 103
Desempenho da força em idosas após duas intensidades de exercícios aeróbios 104
Risco de quedas, atividade física e desempenho físico entre homens idosos 105
Influência de um programa de atividade física de longa duração sobre a força muscular manual e a flexibilidade corporal de mulheres idosas 106
Efeitos da hidroterapia na recuperação do equilíbrio e prevenção de quedas em idosas 107
Atividade física e estado de saúde mental de idosos........ 108
Caminhada ou vitamina B para cognição em idosos 109
Longevidade e fatores modificáveis associados 110
Eficácia de intervenção para a promoção da prática de atividade física em crianças e adolescentes 111
Avaliação da flexibilidade – valores normativos do flexiteste aos 91 anos de idade 112
Impacto da ingestão de energia, atividade física e perda de peso na população em geral sobre a mortalidade por doença cardiovascular e diabetes, 1980-2005 113
Diferenças entre os sexos na oximetria de pulso........... 114

PESQUISA NA *WEB*

Artigos *on-line* (Biblioteca Scielo) 116

ÍNDICE REMISSIVO 119

Série
Cardiovascular

Cardiologia Desportiva
Ergometria
Reabilitação Cardíaca

1

CARDIOLOGIA DESPORTIVA

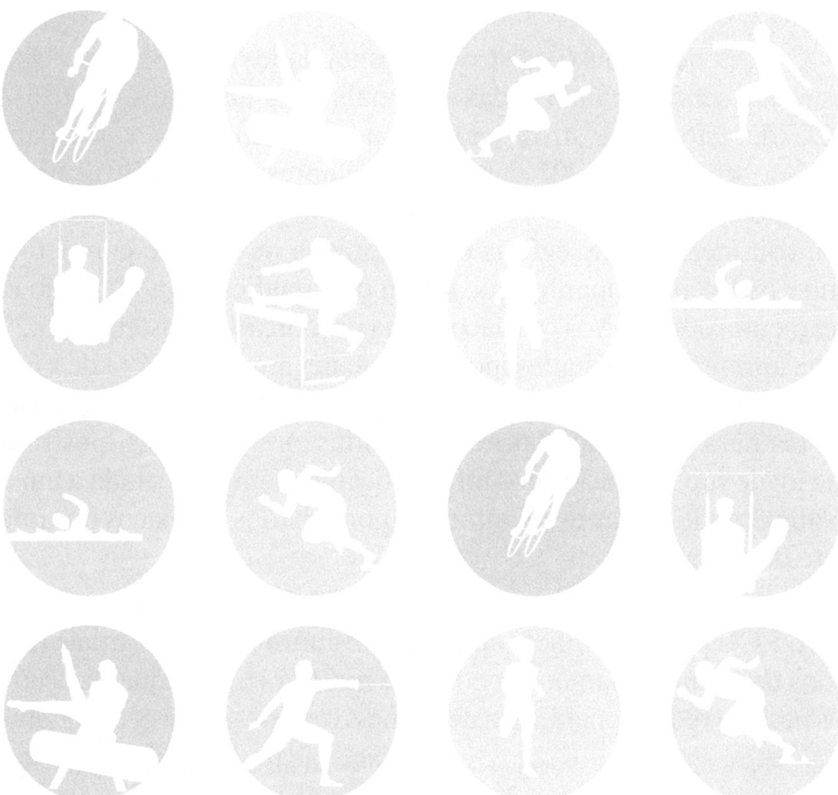

AVALIAÇÃO CARDIOVASCULAR ANTES DA PARTICIPAÇÃO EM ESPORTES COMPETITIVOS

Francesco Sofi *et al.*, da Universidade de Florença, Itália, realizaram um estudo com o objetivo de avaliar a utilidade clínica de um rastreamento cardiovascular completo pré-participação, em uma grande coorte de atletas.

Participaram do estudo 30.065 indivíduos (23.570 homens) que buscavam obter elegibilidade clínica para a prática de esportes competitivos. As medidas de desfecho foram os achados eletrocardiográficos (ECG) em repouso e no esforço.

O ECG de repouso mostrou anormalidades em 1.812 participantes (6%), sendo a maioria das anormalidades inocentes (> 80%). O ECG de esforço mostrou padrão anormal em 1.459 participantes (4,9%), sendo que 1.227 desses atletas apresentavam ECG normal em repouso. Ao final do rastreamento, 196 participantes (0,6%) foram considerados inelegíveis para a prática de esporte competitivo. Entre os 159 participantes que foram desqualificados ao final do rastreamento, por motivos cardíacos, uma proporção consistente (79,2%) tinha apresentado achados inocentes ou negativos no ECG de repouso, porém alterações patológicas claras no ECG de esforço. Após ajustes para potenciais fatores de confusão, as análises mostraram que idade superior a 30 anos foi significativamente associada a um risco aumentado de ser desqualificado por achados cardíacos durante o teste de esforço.

Entre os indivíduos que buscam participar de esportes competitivos, o ECG pode identificar aqueles com anormalidades cardíacas. Estudos de acompanhamento poderiam mostrar se a desqualificação de tais pessoas reduz a incidência de eventos cardiovasculares em atletas.

Fonte: Sofi F, Capalbo A, Pucci N *et al.* Cardiovascular evaluation, including resting and exercise electrocardiography, before participation in competitive sports: cross sectional study. *BMJ* 2008;337:a346. http://www.bmj.com/cgi/content/full/337/jul03_2/a346 (acesso *on-line* ao texto completo).

EVIDÊNCIAS BIOQUÍMICAS DE FIBROSE MIOCÁRDICA EM ATLETAS VETERANOS DE MARATONA

Estudos em atletas veteranos, com hipertrofia de ventrículo esquerdo (HVE), induzida por exercício físico, sugerem a presença de enchimento diastólico anormal e regressão incompleta da HVE, após a cessação da prática de atividade física. Com isso, surgiu a hipótese de que ocorreria fibrose miocárdica nesses pacientes. Com o objetivo de documentar, de maneira não-invasiva, a presença de fibrose nesses atletas, Mitchell Lindsay *et al.* do Hospital Geral Stobhill, no Reino Unido, realizaram um estudo publicado recentemente.

Foi conduzido um estudo prospectivo, de caso-controle, incluindo 45 atletas veteranos, normotensos, e 45 indivíduos sedentários e hígidos. Eles foram submetidos ao ecocardiograma, com avaliação da massa de VE, bem como de suas funções sistólica e diastólica. No plasma, foram dosados os níveis de pró-peptídeo carboxiterminal do colágeno tipo 1 (PICP), do telopeptídeo carboxiterminal do colágeno tipo 1 (CITP) e do inibidor tecidual da metaloproteinase da matriz do tipo 1 (TIMP-1), como marcadores de síntese, degradação e inibição da degradação do colágeno, respectivamente.

Os atletas apresentaram elevação significativa das dimensões do VE e do índice calculado de massa do VE. As funções sistólica e diastólica foram normais. Os níveis plasmáticos de PICP, CITP e TIMP-1 encontraram-se elevados na coorte dos atletas. Além disso, observou-se uma elevação adicional dos níveis de TIMP-1 em atletas com HVE ao ecocardiograma, definida como um índice de massa do VE superior a 130 g/m^2.

Existem evidências bioquímicas, de alteração do equilíbrio do metabolismo do colágeno, favorecendo a fibrose, em atletas com HVE. Isso pode sugerir que a fibrose ocorra como parte do processo de hipertrofia miocárdica nesses indivíduos.

Fonte: Lindsay MM, Dunn FG. Biochemical evidence of myocardial fibrosis in veteran endurance athletes. *Br J Sports Med* 2007;1:447-52. http://bjsm.bmj.com/cgi/content/full/41/7/447 (acesso *on-line* ao texto completo)

PREVALÊNCIA E TRIAGEM DE MIOCARDIOPATIA HIPERTRÓFICA EM ATLETAS

Este estudo, realizado em Londres, na Inglaterra, buscou determinar a prevalência de miocardiopatia hipertrófica (MPH) em atletas de elite. A miocardiopatia hipertrófica é considerada a causa mais comum de morte súbita associada aos exercícios em jovens atletas. Jamais se publicou a prevalência de MPH em atletas de elite, mas tem importantes implicações com referência à triagem do distúrbio na fase de pré-participação.

Entre 1996 e 2006, 3.500 atletas de elite assintomáticos (75% do sexo masculino), com média de idade entre 20,5 ± 5,8 anos (variação entre 14 a 35 anos), foram submetidos ao eletrocardiograma com 12 derivações e à ecocardiografia bidimensional. Nenhum deles tinha antecedentes familiares de MPH.

Dos 3.500 atletas, 53 (1,5%) tinham hipertrofia do ventrículo esquerdo (média de 13,6 ± 0,9, variação entre 13 a 16 anos) e, destes, 50 tinham uma cavidade ventricular esquerda com função diastólica normal, indicando hipertrofia ventricular esquerda fisiológica. Três atletas (0,08%) com hipertrofia ventricular esquerda tinham uma cavidade ventricular esquerda não-dilatada e associada a uma inversão profunda da onda T que poderia ter sido compatível com MPH. No entanto, nenhum dos três atletas tinha outras características fenotípicas de MPH em outros testes não-invasivos, e nenhum tinha parentes em primeiro grau com características de MPH. Um dos três atletas concordou em não fazer nenhum treinamento (ficar destreinado) por 12 semanas, o que mostrou resolução das alterações eletro e ecocardiográficas, confirmando a hipertrofia ventricular esquerda fisiológica.

A prevalência de MPH em atletas altamente treinados é extremamente rara. Alterações estruturais e funcionais associadas à MPH naturalmente retiram a maioria dos indivíduos dos esportes competitivos. Não há boa relação custo-eficácia em triar os atletas com ecocardiografia. No entanto, a eletrocardiografia é útil para selecionar aqueles indivíduos que possam ter hipertrofia ventricular esquerda patológica para subseqüente ecocardiografia.

Fonte: Basavarajaiah S, Wilson M, Whyte G *et al.* Prevalence of hypertrophic cardiomyopathy in highly trained athletes: relevance to pre-participation screening. *J Am Coll Cardiol* 2008;51:1033-39.

EVENTOS CARDIOVASCULARES DURANTE A COPA DO MUNDO DE FUTEBOL DA ALEMANHA

A Copa do Mundo de futebol da FIFA, ocorrida na Alemanha, de 9 de junho a 9 de julho de 2006, forneceu uma oportunidade para examinar a relação entre estresse emocional e incidência de eventos cardiovasculares.

Um estudo publicado no periódico *New England Journal of Medicine*, em janeiro de 2008, comparou eventos cardiovasculares ocorridos neste torneio e em "períodos-controle". Em dia de jogo da seleção alemã, a incidência de emergências cardíacas foi 2,66 vezes maior que no período-controle (para homens foi 3,26 vezes maior e para mulheres 1,82 vez também maior). Entre pacientes com eventos coronarianos nos dias de jogo da Alemanha, a proporção com doença cardíaca coronariana conhecida foi de 47%, em comparação com 29,1% de pacientes com eventos no período-controle.

A maior incidência de eventos foi observada nas duas primeiras horas após início da partida. Observou-se aumento da incidência de infarto miocárdico com elevação de ST num fator de 2,49, de infarto sem elevação de ST ou angina instável em 2,61 e de arritmia cardíaca causando sintomas maiores em 3,07.

Conclui-se que um jogo de futebol estressante mais que dobra o risco de ocorrência de um evento cardiovascular agudo. Considerando o excesso de risco, em particular nos homens com doença cardíaca coronariana conhecida, medidas preventivas são necessárias com urgência.

Fonte: Wilbert-Lampen U, Leistner D, Greven S *et al.* Cardiovascular events during World Cup Soccer. *N Engl J Med* 2008;358(5):475-83.

CARACTERÍSTICAS CARDÍACAS E METABÓLICAS DE CORREDORES DE LONGA DISTÂNCIA NO AMBULATÓRIO DE CARDIOLOGIA DO ESPORTE E EXERCÍCIO, DE UM HOSPITAL TERCIÁRIO

Azevedo *et al.* realizaram um estudo para caracterizar parâmetros cardíacos, eletrocardiográficos e funcionais, e respostas cardiopulmonares ao exercício em corredores brasileiros de longa distância, acompanhados no Ambulatório de Cardiologia do Esporte e Exercício de um hospital terciário.

De uma população inicial de 443 atletas, de ambos os sexos, de diferentes modalidades esportivas, foram avaliados 162 (37%) corredores de longa distância, do sexo masculino, com idade variando entre 14 e 67 anos. Registros eletrocardiográficos (12 derivações) e ecocardiográficos (modos mono e bidimensional) foram realizados em repouso. Respostas cardiopulmonares foram avaliadas durante teste em esteira rolante, com protocolo em rampa.

Alterações metabólicas e doenças cardiovasculares foram diagnosticadas em 17 e 9% dos corredores, respectivamente. Bradicardia sinusal e hipertrofia ventricular esquerda foram verificadas em 62 e 33% dos corredores, respectivamente. Alterações estruturais, como cavidade ventricular $\geq$ 55 mm, espessura relativa de parede $\geq$ 0,44, e índice de massa ventricular $\geq$ 134 g/m^2, foram encontradas em 15, 11 e 7% dos corredores, respectivamente. Fração de ejeção < 55% foi observada em 4% dos corredores. O consumo de oxigênio-pico ($VO_{2máx}$) diminuiu a partir de 41 anos, embora o limiar anaeróbio relativo ao $VO_{2máx}$ tenha se mantido inalterado com a idade.

CONCLUSÃO. Bradicardia de repouso e hipertrofia ventricular esquerda são as adaptações cardiovasculares mais freqüentes em corredores de longa distância brasileiros acompanhados no Ambulatório de Cardiologia do Esporte e Exercício. Apesar da diminuição do $VO_{2máx}$ a partir de 41 anos, há manutenção do consumo de oxigênio relativo no limiar anaeróbio nestes corredores.

Fonte: Azevedo LF, Brum PC, Rosemblatt D *et al.* Características cardíacas e metabólicas de corredores de longa distância do ambulatório de cardiologia do esporte e exercício, de um hospital terciário. *Arq Bras Cardiol* 2007;88(1):17-25. Arquivos Brasileiros de Cardiologia – www.scielo.br (acesso *on-line* ao texto completo).

PROTOCOLO DE ACLIMATAÇÃO EM CLIMAS QUENTES PARA ESPORTISTAS

É bem documentado que a aclimatação em climas mais quentes, com 6 ou mais sessões de pelo menos 60 minutos de duração, prolonga o tempo até a exaustão durante provas de caminhada de resistência, ciclismo e corrida. No entanto, esse tipo de aclimatação não é específico para atividades esportivas em equipe, e os efeitos da aclimatação na corrida prolongada de alta intensidade ainda não foram avaliados. Para determinar o impacto de um protocolo de aclimatação na distância corrida, durante esportes de equipe, Sunderland *et al.*, da Universidade Nottinghan Trent, Reino Unido, realizaram um estudo publicado recentemente.

O impacto de quatro sessões de aclimatação em climas quentes (30-45 minutos do Loughborough Intermittent Shuttle Test; LIST) na capacidade de corrida intermitente de alta intensidade, em temperaturas mais quentes (30°C, 27% de umidade relativa), foi avaliado. Dezessete atletas do sexo feminino foram divididas em três grupos: um grupo submetido ao protocolo de aclimatação (30°C, 24% de umidade relativa); um grupo de treinamento moderado (18°C, 41% de umidade relativa) e um grupo-controle que não completou nenhum treinamento entre os dois testes (pré e pós-aclimatação). Os testes pré-aclimatação (A) e pós-aclimatação (B) foram separados por 28 dias, para que se controlassem os efeitos da fase menstrual. As quatro sessões de treinamento foram completadas com um ou dois dias de descanso entre elas, em um período de 10 dias antes do teste pós-aclimatação.

No teste pós-aclimatação, a distância corrida aumentou em 33% no grupo submetido à intervenção (A: 7.703 m *versus* B: 10.215 m), mas não se modificou no grupo-controle. O grupo da aclimatação apresentou menor temperatura retal, graças à menor taxa de aumento e ao aumento do conforto térmico, após a aclimatação. Não foram observadas diferenças em termos de níveis de progesterona, aldosterona ou cortisol após a aclimatação ou entre os grupos.

Quatro sessões de 30-45 minutos de exercício intermitente induziram aclimatação e resultaram em melhora na capacidade de corrida intermitente em atletas do sexo feminino. Uma temperatura retal mais baixa e um aumento concomitante do conforto térmico podem ser parcialmente responsáveis pela melhora da capacidade de exercício.

Fonte: Sunderland C, Morris JG, Nevill ME. A heat acclimation protocol for team sports. *Br J Sports Med* 2008;42:327-33.

REDUÇÃO NA GORDURA CORPORAL DURANTE TRIATLO DE ULTRA-RESISTÊNCIA ASSOCIA-SE À INTENSIDADE DA CORRIDA

Um estudo publicado recentemente investigou a possibilidade de o tecido adiposo subcutâneo ou a massa muscular serem reduzidos durante uma prova de triatlo de ultra-resistência (11,6 km de natação, 540 km de ciclismo e 126,6 km de corrida) sem descanso.

O estudo incluiu 17 triatletas do sexo masculino, com média de 39,2 anos, peso médio de 80,7 kg e índice de massa corporal (IMC) de 25,4 kg/m^2. Observou-se, após a prova, uma redução significativa no peso, IMC e percentual de gordura, ao passo que a massa muscular não alterou significativamente. As circunferências de coxa, braço e panturrilha não reduziram de modo acentuado, enquanto todas as densidades cutâneas tiveram diminuição significativa, com exceção de tórax e coxa. Detectou-se, ainda, uma relação significativa entre a perda do percentual de gordura e a perda de massa corporal, assim como uma mudança no percentual de massa adiposa com o desempenho na corrida.

Estes achados demonstram que triatletas de ultra-resistência apresentam uma perda significativa de massa corporal e percentual de gordura, porém, o declínio no percentual de gordura se associa à intensidade da corrida.

Fonte: Knechtlet B, Schwanke M, Knechtle P *et al.* Decrease in body fat during an ultra-endurance triathlon is associated with race intensity. *Br J Sports Med* 2008;42:609-13.

UTILIDADE E CUSTO-BENEFÍCIO DO RASTREAMENTO EM ADOLESCENTE

O rastreamento cardiovascular de atletas jovens foi implementado em diversos países, com o objetivo de prevenir a morte súbita cardíaca, porém essa condição continua sendo um problema em jovens não-atletas. No Japão, tanto os atletas quanto os não-atletas foram submetidos à pesquisa de doença cardiovascular durante 20 anos. Com o objetivo de avaliar a utilidade de um sistema de rastreamento de doença cardiovascular, em Kagoshima, no Japão, e para comparar a relação custo-benefício dessa abordagem com a de um sistema utilizado nos EUA, Yuji Tanaka *et al.*, do Centro Cardiovascular Kyusyu, Japão, realizaram um estudo publicado recentemente.

Entre 1989 e 1997, todos os alunos da 7ª série (agora 8º ano) de escolas da cidade de Kagoshima foram submetidos a um rastreamento de doença cardiovascular, composto por um questionário e um eletrocardiograma, antes do exame físico. O mesmo sistema foi aplicado três anos depois. O adolescente com diagnóstico de doença cardiovascular e recomendação de limitar atividades físicas foi definido como de "alto risco". As situações que levaram a casos de morte súbita foram verificadas em relatos da escola em questão.

Da população inicialmente estudada, 99% participaram do programa todos os anos. Um total de 37.807 indivíduos foi avaliado, incluindo nove adolescentes de alto risco, consecutivamente, por 6 anos. Desses nove adolescentes, seis (incluindo três com miocardiopatia hipertrófica) não eram atletas. Três mortes súbitas ocorreram durante o período do estudo, e um desses adolescentes era de alto risco. O custo desse sistema de rastreamento foi menor do que o daquele utilizado nos EUA.

O rastreamento cardiovascular populacional, nessa faixa etária, é limitado por vários fatores. Para analisar os mecanismos de morte súbita em adolescentes, necessitamos de um sistema nacional de registros que inclua os dados de necropsias de todas as mortes súbitas.

Fonte: Tanaka Y, Yoshinaga M, Anan R *et al.* Usefulness and cost effectiveness of cardiovascular screening of young adolescents. *Med Sci Sports Exerc* 2006;38(1):2-6.

TRIAGEM NA REDUÇÃO DE MORTE SÚBITA EM ATLETAS

Em 1982, a Itália lançou um programa de triagem de cardiologia pré-participação para atletas jovens com idades entre 12 a 35 anos e que incluía uma história pessoal e familiar, exame físico e um eletrocardiograma (ECG) com 12 derivações. Eram pedidos mais exames se fossem identificados fatores de risco ou se o ECG fosse anormal. A taxa de mortes súbitas cardíacas foi comparada com a dos atletas triados e não-atletas não-triados durante a pré-triagem (1979-1981), início da triagem (1982-1992) e final da triagem (1993-2004).

Durante os períodos de estudo, 50 atletas do sexo masculino e 5 do feminino apresentaram mortes súbitas de causa cardíaca. A incidência anual de morte súbita cardíaca em atletas diminuiu de 3,6 por 100.000 pessoas-ano, durante a pré-triagem, para 0,4 por 100.000 pessoas-ano durante o final da triagem. Diferentemente, a incidência em não-atletas não-triados permaneceu constante em 1,9 por 100.000 pessoas-ano. Em comparação com a incidência de morte súbita cardíaca durante o período de pré-triagem, o risco relativo para morte súbita cardíaca em atletas foi de 0,56 no período inicial de triagem, e de 0,21 no período final de triagem. Menos casos de morte súbita cardíaca por miocardiopatia foram responsáveis pela maior parte da redução da mortalidade; entretanto, as miocardiopatias também foram a causa mais comum de morte súbita cardíaca (25%).

Nesta população italiana, a triagem de rotina com ECG, para participação em esportes de competição, se associou a uma redução dramática de mortes súbitas cardíacas. Os editorialistas observam que a incidência de morte súbita cardíaca durante a parte final do período de triagem é semelhante à taxa atual de mortes para atletas jovens sem triagem de rotina por ECG, nos EUA.

Fonte: Corrado D, Basso C, Pavei A *et al.* Trends in sudden cardiovascular death in young competitive athletes after implementation of a preparticipation screening program. *JAMA* 2006;296:1593-601.

Thompson PD, Levine BD. Protecting athletes from sudden cardiac death. *JAMA* 2006;296:1648-50.

ABUSO DE HORMÔNIOS EM ADOLESCENTES E ADULTOS

O abuso de hormônios por adolescentes e adultos está aumentando. Existem controvérsias sobre a detecção, fatores que influenciam o uso, efeitos na *performance* atlética e efetividade de programas de desincentivo.

O Dr. Dickinson, Barry *et al.* realizaram um estudo para sumarizar os dados sobre o abuso de hormônios, incluindo prevalência, melhora da *performance*, efeitos adversos e intervenções. Foi realizada uma pesquisa nas bases de dados MEDLINE e LexisNexis entre 1975 a junho de 2004 usando os termos "adolescente/adolescência" ou "estudante" ou "atleta" combinados com "anabólicos", "esteróides", "suplemento dietético", "eritropoetina", ou "hormônio do crescimento", e "prevalência", "epidemiologia", "efeitos adversos", "*doping* em esportes" ou "detecção de abuso de substâncias".

Foi identificado um total de 1.174 citações, e 514 foram recuperadas para a análise baseada na relevância. Pesquisas nacionais a partir de 1991 mostraram um uso aumentado de esteróides anabólicos em estudantes secundaristas, particularmente no sexo feminino. O uso é maior entre os atletas e grupos com abuso de outras drogas. O uso, em curto prazo, de doses baixas a moderadas de esteróides anabólicos aumentou a força muscular em atletas; não foram conduzidos estudos avaliando regimes de altas doses. Baixas doses de precursores de esteróides anabólicos, como androstenediona e desidroepiandrosterona, alteram variavelmente os níveis de testosterona em homens, mas aumentam o nível em mulheres. Embora a eritropoetina melhore claramente a *performance* aeróbica, há poucas pesquisas sobre o efeito dos hormônios do crescimento humanos na força ou na *performance* físicas. Novos programas de prevenção parecem ser promissores na redução do uso de substâncias para melhora do desempenho.

O uso ilícito de esteróides anabólicos-androgênicos está aumentando em adolescentes e adultos, e as intervenções centradas em equipes e lideradas por semelhantes parecem ser efetivas no desincentivo do abuso dessas substâncias. Uma abordagem de âmbito nacional bem-sucedida precisará ter como objetivo os esforços educacionais, pesquisas adicionais e legislação para limitar a disponibilidade de precursores esteróides anabólicos.

Fonte: Dickinson BC, Goldber L, Elliot D *et al.* Hormone abuse in adolescents and adults: a review of current knowledge. *Endocrinologist* 2005;15(2):115-25.

@ PESQUISA NA WEB

ARTIGOS *ON-LINE* (BIBLIOTECA SCIELO)

Acesso *on-line* ao texto completo

Quintana EM, Muñoz JA, González FR *et al.*
Cardiopatías congénitas y deporte
An Med Interna (Madrid) 2008 Abr.;25(4):192-96.
Anales de Medicina Interna – http://scielo.isciii.es/
http://scielo.isciii.es/scielo.php?script=sci_arttext&pid=S0212-71992008000400010&lng=en&nrm=iso

Forte RY, Precoma-Neto D, Neto NC *et al.*
Infarto do miocárdio em atleta jovem associado ao uso de suplemento dietético rico em efedrina
Arq Bras Cardiol 2006 Nov.;87(5):e179-81.
Arquivos Brasileiros de Cardiologia – www.scielo.br
http://www.scielo.br/scielo.php?script=sci_arttext&pid=S0066-782X2006001800023&lng=pt&nrm=iso

Diefenthaeler F, Candotti CT, Ribeiro J *et al.*
Comparação de respostas fisiológicas absolutas e relativas entre ciclistas e triatletas
Rev Bras Med Esporte 2007 Jun.;13(3):205-08.
Revista Brasileira de Medicina do Esporte – www.scielo.br
http://www.scielo.br/scielo.php?script=sci_arttext&pid=S1517-86922007000300015&lng=pt&nrm=iso

Deminice R, Prado Jr MV, Papoti M *et al.*
Validade do teste de 30 minutos (T-30) na determinação da capacidade aeróbia, parâmetros de braçada e *performance* aeróbia de nadadores treinados
Rev Bras Med Esporte 2007 Jun.;13(3):195-99.
http://www.scielo.br/scielo.php?script=sci_arttext&pid=S1517-86922007000300013&lng=pt&nrm=iso

Dias RG, Pereira A da C, Negrão CE *et al.*
Polimorfismos genéticos determinantes da *performance* física em atletas de elite
Rev Bras Med Esporte 2007 Jun.;13(3):209-16.
http://www.scielo.br/scielo.php?script=sci_arttext&pid=S1517-86922007000300016&lng=pt&nrm=iso

Ghorayeb N, Batlouni M, Pinto IM *et al.*
Hipertrofia ventricular esquerda do atleta: resposta adaptativa fisiológica do coração
Arq Bras Cardiol 2005 Set.;85(3):191-97.
http://www.scielo.br/scielo.php?script=sci_arttext&pid=S0066-782X2005001600008&lng=en&nrm=iso

ARTIGOS *ON-LINE* (PUBLICAÇÕES INTERNACIONAIS)

Recommendations and considerations related to preparticipation screening for cardiovascular abnormalities in competitive athletes: 2007
Maron BJ, Thompson PD, Ackeman MJ *et al.*
Circulation 2007;115(12):1643-45.
Circulation – circ.ahajournals.org
http://circ.ahajournals.org/cgi/reprint/CIRCULATIONAHA.107.181423 (acesso *on-line* ao texto completo)

Recommendations for competitive sports participation in athletes with cardiovascular disease
Pelliccia A, Fagard R, Bjornstad HH *et al.*
European Heart Journal 2005 May;26(14):1422-45.
A consensus document from the Study Group of Sports Cardiology of the Working Group of Cardiac Rehabilitation and Exercise Physiology and the Working Group of Myocardial and Pericardial diseases of the European Society of Cardiology.
http://www.hdz-nrw.de/images/kardiologie/escurheartj.pdf (acesso *on-line* ao texto completo)

The use and misuse of performance enhancing substances in sport
Orchard JW, Fricker PA, White SL *et al.*
Med J Aust 2006;184(3):132-36.
http://www.mja.com.au/public/issues/184_03_060206/orc10359_fm.html

Does the treadmill Test Work in Women?
Mieres JH
http://www.medscape.com/viewarticle/578141 (Posted 08/05/2008)

Inter-association Task Force recommendations on emergency preparedness and management of sudden cardiac arrest in high school and college athletic programs: a consensus statement
http://www.sportsmed.org/secure/reveal/admin/uploads/documents/Consensus%20Statement-Sudden%20Cardiac%20Arrest.pdf (acesso *on-line* ao texto completo)

Preparticipation cardiovascular screening of young athletes: an epidemiologic perspective
Wen DY
The Physician and Sports Medicine, 2005 Dec.;33(12).
The Physician and Sports Medicine – www.physsportsmed.com
http://www.physsportsmed.com/issues/2005/1205/wen.htm (acesso *on-line* ao texto completo)

Emergency triage of collapsed endurance athletes: a stepwise approach to on-site treatment
Brennan FH Jr., O'Connor FG
The Physician and Sports Medicine – www.physsportsmed.com
The Physician and Sports Medicine, 2005 Mar.;33(3).
http://www.physsportsmed.com/issues/2005/0305/brennan.htm (acesso *on-line* ao testo completo)

The heart of trained athletes: cardiac remodeling and the risks of sports including sudden death
Maron BJ, Pelliccia A
Circulation 2006 Oct.;114:1633-644.
http://www.circ.ahajournals.org/cgi/content/full/114/15/1633 (acesso *on-line* ao texto completo)

Myocardial injury and ventricular dysfunction related to training levels among nonelite participants in the boston marathon
Neilan TG, Januzzi JL, Lewandrowski EL *et al.*
Circulation 2006 Nov.;114:2325-33.
http://circ.ahajournals.org/cgi/content/full/114/22/2325 (acesso *on-line* ao texto completo)

Effect of altitude on physiological *performance*: a statistical analysis using results of international football games
McSharry PE
BMJ 2007 Dec.;335:1278-81.
British Medical Journal – http://www.bmj.com
http://www.bmj.com/cgi/content/full/335/7633/1278 (acesso *on-line* ao texto completo)

Competing risks of mortality with marathons: retrospective analysis
Redelmeier DA, Greenwald JA
BMJ 2007 Dec.;335:1275-77.
http://www.bmj.com/cgi/content/full/335/7633/1275

Anomalous origin of left coronary artery in young athletes with syncope
Kumpf M, Sieverding L, Gass M *et al.*
BMJ 2006 May;332:1139-41.
http://www.bmj.com/cgi/content/full/332/7550/1139

Exercise and acute cardiovascular events
A Scientific Statement from the American Heart Association Council on Nutrition, Physical Activity, and Metabolism and the Council on Clinical Cardiology
In: Collaboration with the American College of Sports Medicine.
Thompson PD, Franklin BA, Balady G *et al.*
Circulation 2007 May;115:2358-68.
http://circ.ahajournals.org/cgi/content/full/115/17/2358 (acesso *on-line* ao texto completo)

Rendimiento del estudio electrocardiográfico e el reconocimiento deportivo de futbolistas federados de una comunidad autónoma
Martín M, Rodríguez-Reguero JJ, Calvo D *et al.*
Rev Esp Cardiol 2008;61:426-29.
Revista Española de Cardiologia – http://www.revespcardiol.org/
http://www.revespcardiol.org/cgi-bin/wdbcgi.exe/cardio/mrevista_cardio.fulltext?pident=13117737 (acesso *on-line* ao texto completo)

Left ventricular early myocardial dysfunction after chronic misuse of anabolic androgenic steroids: a Doppler myocardial and strain imaging analysis

> *"This study shows for the first time the usefulness of Doppler myocardial imaging and strain rate imaging, two non-invasive techniques, to detect underlying sub-clinical left ventricular myocardial dysfunction after chronic misuse of*

anabolic androgenic steroid in power athletes.The main findings are that: Despite normal standard echo parameters, lower myocardial early diastolic peak velocities and impaired systolic deformation indexes were observed at the level of both left ventricular lateral wall and interventricular septum in AAS users; The number of weeks of AAS use per year and the weekly dosage of AAS were independent determinants of impaired strain rate."

D'Andrea A, Caso P, Salermo G *et al.*
Br J Sports Med 2007;41:149-55.
http://bjsm.bmj.com/cgi/content/full/41/3/149 (acesso *on-line* ao texto completo)

Coronary risk in a cohort of paralympic athletes

"A reasonably high prevalence of coronary risk factors was found in Brazilian Paralympic athletes despite a low 10 years probability of CHD events. Coronary risk factors were found in 51% of the Paralympians, including systemic hypertension (11%), familial antecedents (10%), smoking (9%), and hypercholesterolaemia (1,3%). The risk of coronary events was absent in 80%, slight in 17%, and moderate in 3%."

Filho JAO, Salvetti XM, de Mello MT *et al.*
Br J Sports Med 2006;40:918-22.
http://bjsm.bmj.com/cgi/content/full/40/11/918 (acesso *on-line* ao texto completo)

Sudden collapse of a young female cross country runner

"A case of non-cardiogenic pulmonary oedema as a manifestation of hyponatraemic encephalopathy in a healthy long distance runner is reported and discussed."

Kashyap AS, Anand KP, Kashyap S
Br J Sports Med 2006;40.
http://bjsm.bmj.com/cgi/content/full/40/4/e11 (acesso *on-line* ao texto completo)

Concentric myocardial hypertrophy after one year of increased training volume in experienced distance runners

"Moderately increased myocardial mass due to thickening of walls and dilation of cavities is usually observed in endurance athletes such as distance runners. It is known that the process is partly dependent on the kind, intensity, and amount of endurance training, but how separate training parameters influence the extent and type of adaptation remains controversial. Augmentation of the training volume of

male distance runners without concomitantly increased intensity results in the thickening of myocardial walls but has no effect on the cavities—that is, it induces further concentric hypertrophy of the already dilated left ventricle in experienced subelite endurance athletes. The increase in myocardial mass was observed to be due to hypertrophy of both ventricles, and was not associated with deteriorating cardiac function."

Venckunas T, Stasiulis A, Raugaliene R
Br J Sports Med 2006;40:706-9.
http://bjsm.bmj.com/cgi/content/full/40/8/706 (acesso *on-line* ao texto completo)

Physiological left ventricular hypertrophy or hypertrophic cardiomyopathy in an elite adolescent athlete: role of detraining in resolving the clinical dilemma

The presence of echocardiographic ventricular hypertrophy in an adolescent athlete in association with a non-dilated left ventricular cavity size and deep T wave inversions on the 12 lead ECG is highly suggestive of hypertrophic cardiomyopathy. Differentiation between physiological left ventricular hypertrophy from athletic training and hypertrophic cardiomyopathy is crucial as hypertrophic cardiomyopathy is the most common cause of exercise related sudden cardiac death in adolescent athletes. This study exemplifies the role of detraining in differentiating athlete's heart from hypertrophic cardiomyopathy. All athletes with left ventricular hypertrophy and deep T wave inversions should be reassessed after a period of detraining before erroneoulsy diagnosed as having hypertrophic cardiomyopathy."

Basavarajaiah S, Wilson M, Junagde S *et al.*
Br J Sports Med 2006;40:727-29.
http://bjsm.bmj.com/cgi/content/full/40/8/727 (acesso *on-line* ao texto completo)

Ventricular septal defect in a world class runner

"No report is available on the occurrence of ventricular septal defects in elite athletes. Furthermore, this type of lesion is very rare in adults (non-athletes) of western countries.
***A ventricular septal defect is reported** for the first time in a top level, East African runner. Although this lesion does not seem to have impaired his athletic performance so far, further cardiac follow up is necessary in the future."*

Boraita A, Esteve-Lanao J, Pérez M *et al.*
Br J Sports Med 2005 Jul.;39:e32.
http://bjsm.bmj.com/cgi/content/full/39/7/e32 (acesso *on-line* ao texto completo)

Physiological adaptations to soccer specific endurance training in professional youth soccer players

> *"Improving VO_{2max} in soccer players has previously been shown to significantly increase work rate during competitive soccer match play. It has previously been demonstrated that the VO_{2max} of soccer players can be increased by performing high intensity aerobic interval training at 90-95% of Hf_{max} using conventional running. This study has shown that high intensity aerobic interval training designed to increase VO_{2max} can be performed effectively by dribbling a soccer ball around a specially designed track. Performing high intensity aerobic interval training in addition to conventional soccer training can elevate the VO_{2max} of soccer players to levels approaching 70 ml kg^{-1} min^{-1}."*

McMillan K, Helgerud J, Macdonald R *et al.*
Br J Sports Med 2005 May;39:273-77.
http://bjsm.bmj.com/cgi/content/full/39/5/273 (acesso *on-line* ao texto completo)

The Athletic preparticipation evaluation: cardiovascular assessment

> *"Thousands of young athletes receive preparticipation evaluations each year in the United States. One objective of these evaluations is to detect underlying cardiovascular abnormalities that may predispose an athlete to sudden death. The leading cardiovascular causes of sudden death in young athletes include hypertrophic cardiomyopathy, congenital coronary artery anomalies, repolarization abnormalities, and Marfan syndrome. Because these abnormalities are rare and difficult to detect clinically, it is recommended that family physicians use standardized history questions and examination techniques. Athletes, accompanied by their parents, if possible, should be asked about family history of cardiac disease and sudden death; personal cardiac history; and exercise-related symptoms, specifically syncope, chest pain, and palpitations. The physical examination should include blood pressure measurement, palpation of radial and femoral pulses, dynamic cardiac auscultation, and evaluation for Marfan syndrome. Athletes with "red flag" signs or symptoms may need activity restriction, special testing, and referral if the diagnosis is unclear."*

Giese E, O'Connor FG, Depenbrock PJ *et al.*
Am Fam Physician 2007;75:1008-14.
American Family Physician – www.aafp.org/afp/
http://www.aafp.org/afp//AFPprinter/20070401/1008.html

Sports for special groups

Broderick CR, Winter GJ, Allan RM
MJA 2006;184(6):297-302.
http://www.mja.com.au/public/issues/184_06_200306/bro10547_fm.html

Diretrizes da Federação Internacional de Medicina Desportiva

The Sleep High – Train Low Concept as Performed in Altitude Simulation Facilities

Congenital Heart Disease and Sports

Resistance Exercise for Health

Wolff-Parkinson-White Syndrome and Sport

Air Travel and *Performance* in Sports

Ventilatory Muscle Training in Patients with Chronic Obstructive Pulmonary Disease

The Female Athlete Triad

Statement on Doping in Sport

Assessment of Subjects Older Than 35 Years

Scientific Commentary: Osteoporosis and Exercise
In-Line Skating

Athletes with a Family History of Sudden Cardiac Death

Eye Injuries and Eye Protection in Sports

Excessive Physical Training in Children and Adolescents

Diabetes Mellitus and Exercise

Bicycle Helmets

AIDS and Sports

A Physically Active Lifestyle-Public Health's Best Buy?

http://www.fims.org/default.asp?PageID=120975716 (acesso *on-line* às diretrizes)

SITES DE REFERÊNCIA

American Society of Exercise Physiology
www.asep.org

American Sports Medicine Institute
www.asmi.org

Athelet's Heart Syndrome – Wikipédia
http://en.wikipedia.org/wiki/Athlete's_heart

Australian Association for Exercise and Sports Science
www.aaess.com.au

British Association of Sports Exercise Medicine
www.basem.co.uk

British Association of Sports and Exercise Sciences
www.bases.org.uk

Canadian Society for Exercise Physiology
www.csep.ca

Clinical Exercise Physiology Association
www.acsm-cepa.org

Colégio Brasileiro de Atividade Física, Saúde & Esporte
www.cobrase.org.br

eMedicine: Exercise Physiology
www.emedicine.com/sports/topic145.htm

Colégio Brasileiro de Ciência & Esporte
www.cbce.org.br

International Federation of Sports Medicine
www.fims.org

Fitness.gov
www.fitness.gov

Medical Fitness Association
www.medicalfitness.org

MedlinePlus: Sports Fitness
www.nlm.nih.gov/medlineplus/sportsfitness.html (em inglês)
www.nlm.nih.gov/medlineplus/spanish/sportsfitness.html (em espanhol)

Medscape: Sports Medicine
www.medscape.com/resource/sportsmed

National Academy of Sports Medicine
www.nasm.org

National Center of Physical Fitness and Disabilities
www.ncpad.org

Sociedade Brasileira de Medicina do Exercício & Esporte
www.medicinadoesporte.org.br

Sports and Exercise Coach
www.endurancesportscoaching.co.uk

Sports Cardiology.com
www.sportcardiology.com

Sports Cientists.com
www.sportscientists.com

Sports Cardiology UK
www.sportscardiology.co.uk

Sports Doctor: Athlete's Heart
www.sportsdoctor.com/articles/heart.html

Sports Cientists.com
www.sportscientists.com

Sports Medicine Australia
www.sma.org.au

Sports Medicine.com
www.sportsmedicine.com

The American College of Sports Medicine
www.acsm.org

The American Medical Society for Sports Medicine
www.newamssm.org

The South African Sports Medicine Association
www.sasma.org.za

CHECKLIST

EFEITOS CARDIOVASCULARES AGUDOS DO EXERCÍCIO FÍSICO

- *Aumento da freqüência cardíaca.*
- *Aumento do volume sistólico.*
- *Aumento do débito cardíaco:* aumenta, basicamente, em decorrência do aumento da freqüência cardíaca e, em menor grau, do aumento do volume sistólico. Em indivíduos normais, o débito cardíaco aumenta 4 a 6 vezes acima dos níveis basais durante o esforço máximo.
- *Aumento do retorno venoso:* como resultado da atividade muscular. O aumento do retorno venoso fornece mais sangue para cada débito sistólico:
  - *Aumento da resistência arteriolar na pele, nas regiões esplâncnicas, nos rins e nos músculos inativos e vasodilatação arteriolar nos músculos esqueléticos ativos:* como resultado ocorre aumento do fluxo sanguíneo, o aporte de O_2 para os músculos ativos aumenta.
  - No esforço isotônico a pressão arterial diastólica não se modifica de modo significativo.

SÍNDROME DE CORAÇÃO DO ATLETA

- O "coração de atleta" é o resultado de uma série completa de adaptações fisiológicas e morfológicas das câmaras cardíacas que ocorrem em resposta aos exercícios isotônico e isométrico.
  - As alterações incluem:
    - > aumento do volume sistólico e do débito cardíaco;
    - > aumento do consumo máximo de oxigênio;
    - > redução da freqüência cardíaca em repouso.
  - Tais efeitos de treinamento desencadeiam remodelação estrutural adaptativa com aumento da massa do ventrículo esquerdo, aumento do volume do VE e VD e, algumas vezes, aumento da espessura da parede ventricular (principalmente se o componente isométrico [estático] do exercício for significativo).
  - Aumentos da massa cardíaca variam com diferentes esportes, aparecendo as maiores alterações de dimensões entre os remadores ativos, os esquiadores *cross-country*, os ciclistas e os nadadores.
  - Os esportes isométricos (levantamento de peso, por exemplo) podem resultar em espessura de parede aumentada de forma desproporcional com respeito às dimensões das atividades internas do VE, embora raramente a espessura exceda o limite superior da normalidade.
  - Essas alterações estruturais tendem a ser revertidas durante o período de descondicionamento.

CAUSAS DE MORTE SÚBITA EM ATLETAS COM IDADE INFERIOR A 35 ANOS

A morte súbita cardíaca em atletas é uma ocorrência terrível que pode ser prevenida. São poucas as patologias responsáveis por este evento trágico. Na figura abaixo, encontram-se as causas de morte súbita em atletas jovens.

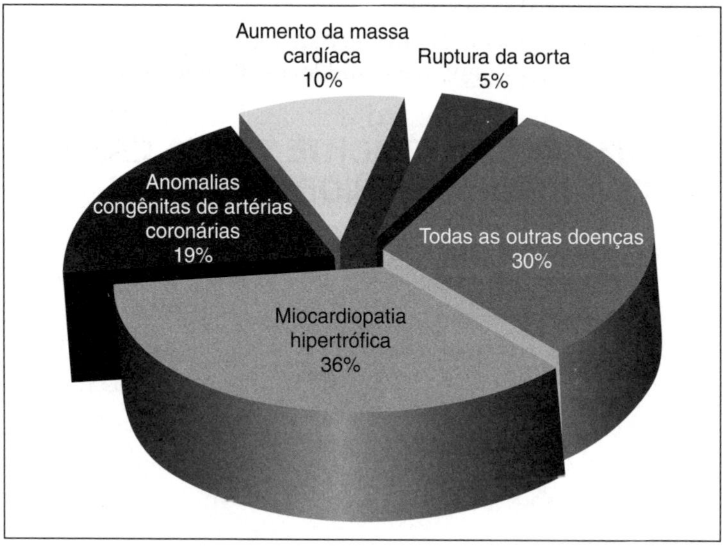

Causas mais comuns

- Miocardiopatia hipertrófica.
- Anomalias congênitas de artérias coronárias.

Causas menos comuns

- Ruptura de aneurisma de aorta.
- Miocardite.
- Miocardiopatia dilatada.
- Displasia arritmogência ventricular direita.
- Estenose de valva aórtica.
- Doença arterial coronariana.

Causas raras

- Síndrome de Wolff-Parkinson-White.
- Síndrome do QT longo.
- Prolapso valvar mitral.
- Concussão cardíaca.
- Medicamentos.
- Outras causas desconhecidas.

Fonte: http://www.aheartforsports.org/causes.html
Sudden Death of Athletes - http://www.suddendeathathletes.org/

CAUSA MAIS COMUM DE MORTE SÚBITA CARDÍACA EM ATLETAS COM IDADE SUPERIOR A 35 ANOS

- Doença arterial coronariana.

2

ERGOMETRIA

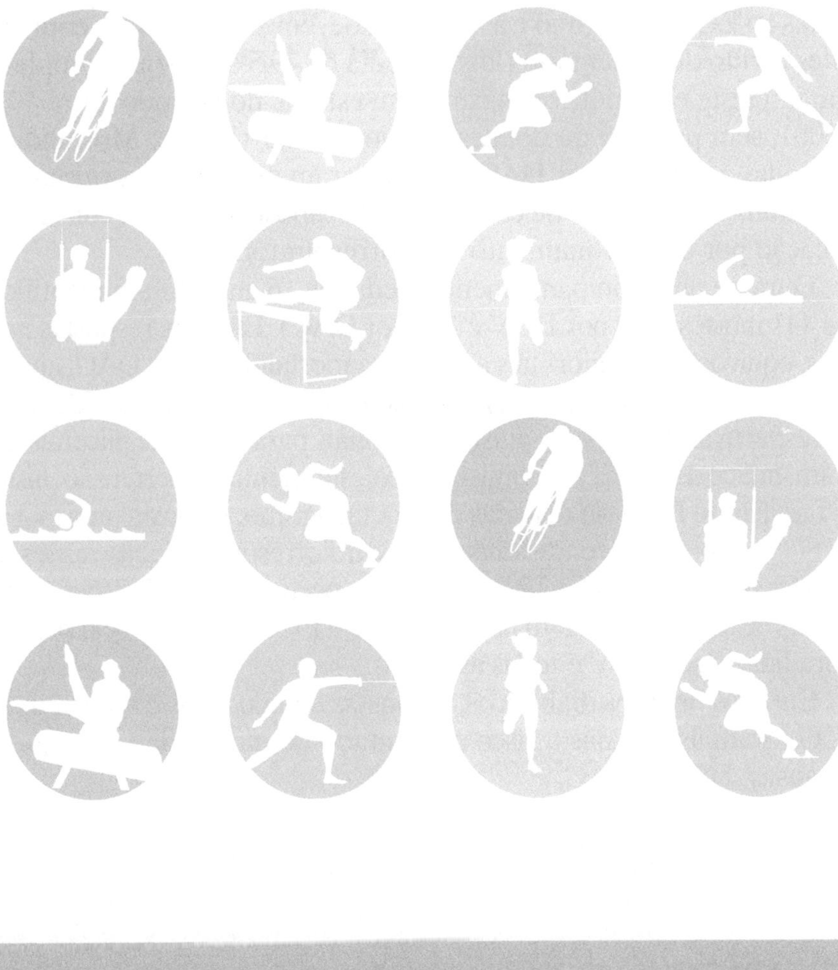

RESPOSTA ELETROCARDIOGRÁFICA NO ESFORÇO E NA MORTALIDADE POR DOENÇA ARTERIAL CORONARIANA EM PACIENTES DIABÉTICOS

Um eletrocardiograma (ECG) anormal durante teste de esforço máximo provou ser um forte preditor de mortalidade por doença arterial coronariana (DAC), no futuro, em homens assintomáticos. No entanto, pouco se sabe sobre a relação entre as respostas do ECG ao esforço e ao risco de DAC em homens diabéticos.

William Lyerly *et al.*, da Universidade da Carolina do Sul, EUA, realizaram um estudo no qual examinaram a associação entre as respostas ao ECG ao esforço e à mortalidade, em 2.854 homens com diabetes melito documentado (idade média de 49,5 anos) que completaram um teste ergométrico máximo em esteira, no período entre 1974 e 2001, sem passado de doença cardiovascular (DCV). Mortalidade por todas as causas, por DAC e DCV foram os desfechos primários, determinados ao longo de categorias de resposta ao ECG, com estratificação por condicionamento cardiorrespiratório.

Durante um acompanhamento médio de 16 anos, foram identificadas 441 mortes (210 por DCV e 133 por DAC). Entre as respostas normais, equivocadas e anormais ao ECG, a mortalidade por DAC, ajustada por idade e ano de exame, para 10.000 pessoas–ano, foi de 23, 48,6 e 69, respectivamente. Após ajustes adicionais para níveis de glicemia em jejum, índice de massa corporal, hipercolesterolemia, hipertensão, história familiar de DCV ou diabetes melito, tabagismo, resposta anormal ao ECG em repouso e condicionamento cardiorrespiratório, as razões de risco foram de 1,0, 1,68 e 2,21, também respectivamente. Padrões semelhantes de associação foram notados entre o ECG de esforço e o risco de mortalidade por DCV e todas as causas.

Entre os homens diabéticos, respostas equivocadas e anormais ao ECG foram associadas a risco aumentado de mortalidade por todas as causas: DCV e DAC.

Fonte: Lyerly GW, Sui X, Church TS *et al.* Maximal exercise electrocardiography responses and coronary heart disease mortality among men with diabetes mellitus. *Circulation* 2008;117:2734-42.

ECTOPIA VENTRICULAR NO PÓS-ERGOMÉTRICO E RESULTADOS ADVERSOS

Embora os resultados de estudos prévios de ectopia ventricular durante o teste ergométrico tenham variado, alguns sugerem que as arritmias se associam a resultados adversos. Não está bem caracterizado, entretanto, o grau em que a freqüência ou o momento de aparecimento da ectopia pode influenciar o prognóstico.

Investigadores estudaram 1.847 pacientes, sem insuficiência cardíaca ou fibrilação atrial (< 5% mulheres), que foram encaminhados para testes ergométricos num sistema de saúde *Veterans Affairs*. As extra-sístoles ventriculares (EVs) ocorridas durante o exercício e a recuperação foram classificadas por momento de aparecimento (durante o exercício, a recuperação ou ambos) e freqüência. Quase metade (46%) dos participantes teve EVs durante o exercício, e 33,6% tiveram EVs durante a recuperação, embora somente uma pequena proporção de casos (4,5%) tenha preenchido os requisitos-padrão para ectopia freqüente (taquicardia ou ritmos irregulares, compreendendo mais de 10% de todos os complexos). Em modelos multivariáveis, as EVs durante a recuperação se associaram a aumento do risco de mortalidade geral, independente de a ectopia ter sido menos freqüente do que a mediana da coorte (*hazard ratio*[HR] de 1,96) ou mais freqüente do que a mediana de a coorte (HR de 1,71). Ao contrário, as EVs durante o exercício não se associaram à mortalidade geral. Entre os participantes classificados como de risco intermediário pelo *Escore Duke* para Esteira, aqueles com EVs na recuperação tiveram prognósticos semelhantes aos dos participantes classificados como de alto risco pela pontuação de esteira Duke.

O presente estudo salienta mais um importante aspecto, potencialmente estratificador, que é a presença de arritmia na recuperação. Certamente, novos e maiores estudos serão necessários para a melhor definição desses achados, bem como se a causalidade está relacionada com insuficiência coronária ou com outra fisiopatologia.

Fonte: Dewey FE, Kapoor JR, Williams RS *et al.* Ventricular arrhythmias during clinical treadmill testing and prognosis. *Arch Intern Med* 2008;168(2):225-34.

TESTE ERGOMÉTRICO PRECOCE APÓS INFARTO DO MIOCÁRDIO – COMPARAÇÃO COM ECOCARDIOGRAMA, MONITORIZAÇÃO ELETROCARDIOGRÁFICA E ARTERIOGRAFIA CORONARIANA

O teste ergométrico precoce após infarto do miocárdio, realizado antes da alta hospitalar, é útil na estratificação de risco, na prescrição de exercício e na avaliação do prognóstico e do tratamento.

Leite *et al.* realizaram um estudo cujo objetivo foi comparar os achados do teste ergométrico precoce pós-infarto com os resultados do ecocardiograma, da monitorização eletrocardiográfica pelo sistema *holter* (24 horas) e da cinecoronariografia.

Avaliaram-se 60 casos (51,42 ± 9,34 anos), 46 do sexo masculino (77%). O teste ergométrico foi de máximo sintoma limitante, realizado pelo protocolo de Naughton, entre o sexto dia de internação e a alta hospitalar, realizado em uso de medicação. Durante a internação, os pacientes foram submetidos a ecocardiograma, eletrocardiografia dinâmica e cinecoronariografia. Adotou-se o nível de significância de 0,05 (a = 5%).

O desempenho do teste ergométrico na detecção de doença coronariana multiarterial foi reduzido (sensibilidade, 42%; especificidade, 69%). Não houve diferenças significativas quando se comparou a presença de isquemia no teste ergométrico com doença coronariana de múltiplos vasos, arritmias ventriculares complexas na eletrocardiografia dinâmica e ocorrência de fração de ejeção inferior a 60% no ecocardiograma (p = 0,56), bem como com a presença de lesões multiarteriais, arritmias ventriculares complexas na eletrocardiografia dinâmica e fração de ejeção anormal no ecocardiograma (p = 0,36).

CONCLUSÃO. Durante o teste, a presença de isquemia se associou à ocorrência de arritmias ventriculares na eletrocardiografia dinâmica, à redução da fração de ejeção no ecocardiograma e à presença de lesões coronarianas multiarteriais, o que representou um indicador de elevado risco coronário.

Fonte: Leite WA, Gil MA, Lima VC *et al.* Teste ergométrico precoce após infarto do miocárdio: comparação com ecocardiograma, monitorização eletrocardiográfica e arteriografia coronariana. *Arq Bras Cardiol* 2008 Mar.; 90(3):176-81.
Arquivos Brasileiros de Cardiologia – www.scielo.br

O TESTE ERGOMÉTRICO É FACTÍVEL, EFICAZ E CUSTO-EFETIVO NA PREDIÇÃO DE EVENTOS CARDIOVASCULARES NO PACIENTE MUITO IDOSO, QUANDO COMPARADO À CINTILOGRAFIA DE PERFUSÃO MIOCÁRDICA

Vacanti *et al.* realizaram um estudo para definir o valor prognóstico e a custo-efetividade do teste ergométrico (TE) em comparação à cintilografia de perfusão miocárdica com dipiridamol (DIP) em indivíduos com idade igual ou superior a 75 anos de idade.

Foram avaliados, consecutiva e prospectivamente, 66 pacientes (40% homens), com média de idade de 81 ± 5 anos. Desses pacientes, 57% eram hipertensos, 38% eram dislipidêmicos e 28% diabéticos. O protocolo de Bruce para rampa foi adaptado, obtendo-se o valor prognóstico do TE pelo escore de Duke.

A duração do TE, o percentual da freqüência cardíaca máxima preconizada e o duplo produto no pico do exercício foram, respectivamente, de 7 ± 3 minutos, 95 ± 9% e 24.946 ± 4.576 (bpm × mmHg). O TE e a DIP apresentaram resultados positivos para isquemia miocárdica similares (21% *vs.* 15%, respectivamente). A concordância entre os testes foi de 88% (Kappa 0,63, p < 0,01). Durante 685 ± 120 dias, ocorreram 9 eventos maiores: 6 óbitos, 2 síndromes coronarianas agudas e 1 revascularização miocárdica. As variáveis associadas aos eventos maiores foram: idade (83 ± 6 anos *vs.* 80 ± 4 anos; p = 0,048); sexo masculino (78% *vs.* 33%; p = 0,02); infradesnível do ST (1,0 ± 1,0 mm *vs.* 0,25 ± 0,6 mm; p = 0,01); escore de Duke alto e intermediário, unificados num único grupo (44 *vs.* 2%; p = 0,001); e DIP anormal (44% *vs.* 10%; p = 0,02).

CONCLUSÃO. O TE, nessa população muito idosa, foi eficaz, factível e diagnóstico, de forma semelhante à DIP, porém com maior predição de eventos maiores e com custo inferior.

Vacanti LJ, Sposito AC, Séspedeo L *et al.* O teste ergométrico é factível, eficaz e custo-efetivo na predição de eventos cardiovasculares no paciente muito idoso, quando comparado à cintilografia de perfusão miocárdica. *Arq Bras Cardiol* 2007 Maio;88(5):531-36.

RECUPERAÇÃO DA FREQÜÊNCIA CARDÍACA APÓS TESTE DE ESFORÇO EM ESTEIRA ERGOMÉTRICA E VARIABILIDADE DA FREQÜÊNCIA CARDÍACA EM 24 HORAS EM INDIVÍDUOS SADIOS

A recuperação da freqüência cardíaca após o eletrocardiograma de esforço em esteira ergométrica é modulada pelo sistema nervoso autônomo. A análise da variabilidade da freqüência cardíaca (VFC) pode fornecer informações valiosas sobre o controle do sistema nervoso autônomo sobre o sistema cardiovascular.

Antelmi *et al.* realizaram um estudo cujo objetivo foi testar a hipótese de associação entre a recuperação da freqüência cardíaca após teste de esforço em esteira ergométrica e a variabilidade da freqüência cardíaca.

Foram estudados 485 indivíduos sem evidência de cardiopatia com média de idade de 42 ± 12,1 (faixa etária de 15 a 82) anos, 281 (57,9%) dos quais do sexo feminino, submetidos a um teste de esforço em esteira ergométrica e avaliação da VFC nos domínios do tempo (SDNN, SDANN, SDNNi, rMSSD e pNN50) e da freqüência (LF, HF, VLF e razão LF/HF) durante monitorização eletrocardiográfica ambulatorial de 24 horas.

A recuperação da freqüência cardíaca foi de 30 ± 12 batimentos no 1º minuto, e 52 ± 13 batimentos no 2º minuto após o exercício. Os indivíduos mais jovens se recuperaram mais rápido entre o 2º e o 5º minutos após o exercício (r = 0,19-0,35, $P < 0,05$). As mulheres se recuperaram mais rápido que os homens (4 ± 1,1 batimento a menos no 1º minuto, $p < 0,001$; 5,7 ± 1,2 batimento a menos no 2º minuto, $p < 0,01$; e 4,1 ± 1,1 batimento a menos no 3º minuto, $p < 0,001$). Não houve correlação significativa entre a recuperação da freqüência cardíaca e a VFC no 1º e 2º minutos após o exercício. Os índices SDNN, SDANN, SDNNi, rMSSD e pNN50 só apresentaram uma correlação significativa com a recuperação da freqüência cardíaca entre o 3º e o 4º minutos.

CONCLUSÃO. A hipótese de associação entre a recuperação da freqüência cardíaca e a VFC em 24 horas nos primeiros dois minutos após o exercício não foi comprovada neste estudo. A recuperação da freqüência cardíaca foi associada à idade e ao sexo.

Fonte: Antelmi I, Chuang EY, Grupi CJ *et al.* Recuperação da freqüência cardíaca após teste de esforço em esteira ergométrica e variabilidade da freqüência cardíaca em 24 horas em indivíduos sadios. *Arq Bras Cardiol* 2008 Jun.;90(6):380-85.

VALOR PROGNÓSTICO DO AUMENTO DA FREQÜÊNCIA CARDÍACA NO INÍCIO DO TESTE DE ESFORÇO

A recuperação da freqüência cardíaca após o eletrocardiograma de esforço em esteira ergométrica é modulada pelo sistema nervoso autônomo. A análise da variabilidade da freqüência cardíaca (VFC) pode fornecer informações valiosas sobre o controle do sistema nervoso autônomo sobre o sistema cardiovascular.

A resposta inicial da freqüência cardíaca ao exercício dinâmico foi proposta como tendo valor prognóstico em estudos limitados que empregaram outras modalidades que não a esteira. Com o objetivo de avaliar o valor prognóstico dos parâmetros precoces de freqüência cardíaca em pacientes encaminhados para a realização de teste ergométrico em esteira, Nicholas Leeper *et al.*, da Universidade de Stanford, EUA, realizaram estudo publicado recentemente.

A elevação da freqüência cardíaca, no início do esforço, foi determinada em 1.959 pacientes submetidos ao teste ergométrico em esteira, no período entre 1997 e 2004. Análises estatísticas foram realizadas em relação a 197 mortes por todas as causas e 74 mortes por causas cardiovasculares, que ocorreram no período de acompanhamento médio de 5,4 anos.

A redução na freqüência cardíaca no início do exercício relativo foi associada a aumento significativo da mortalidade por todas as causas. O aumento da freqüência cardíaca, após a realização de um terço da capacidade total de esforço, no entanto, foi a única variável de freqüência cardíaca que previu de forma significativa o risco de morte por todas as causas e por causas cardiovasculares, após ajustes para fatores de confusão. A incapacidade de atingir um desvio-padrão, de aumento na freqüência cardíaca, após um terço da capacidade total, foi associada a um aumento de 28% na mortalidade por todas as causas, e de 35% na mortalidade cardiovascular. De todas as medidas associadas à freqüência cardíaca, o aumento da freqüência cardíaca, no pico do esforço, foi o preditor mais potente de prognóstico cardiovascular após os ajustes. O escore de Duke, porém, foi superior a todas as variáveis de freqüência cardíaca na predição da mortalidade cardiovascular.

Na população estudada, um aumento rápido da freqüência cardíaca foi associado à melhor sobrevida, porém, o aumento da freqüência cardíaca, no pico do esforço, e outras medidas convencionais, como a capacidade de esforço e o escore de Duke, foram os preditores mais potentes de prognóstico.

Fonte: Nicholas J, Leeper NJ, Dewey FE *et al.* Prognostic value of heart rate increase at onset of exercise testing. *Circulation* 2007;115:468-74.

LIMIAR DE VARIABILIDADE DA FREQÜÊNCIA CARDÍACA EM ADOLESCENTES OBESOS E NÃO-OBESOS

A obesidade na adolescência está associada à disfunção simpatovagal cardíaca em repouso, embora existam poucas informações sobre a resposta autonômica durante o exercício nestes adolescentes.

Brunetto *et al.* realizaram um estudo para comparar a modulação autonômica durante teste de esforço físico dinâmico incremental em amostras de adolescentes obesos e não-obesos e analisar a relação entre o limiar de variabilidade da freqüência cardíaca (LiVFC) e o limar ventilatório (LV).

Dez adolescentes obesos e 19 adolescentes não-obesos do sexo masculino, com idades entre 13 e 18 anos, foram submetidos a teste de esforço físico progressivo máximo em esteira rolante para estudo da variabilidade da freqüência cardíaca (VFC) e para identificação do LV. A VFC foi estudada mediante análise do desvio-padrão da variabilidade instantânea batimento a batimento (DP1) da plotagem de Poincaré. O LiVFC foi identificado na intensidade de esforço físico em que o DP1 atingiu valor menor que 3 ms.

O índice DP1 diminuiu progressivamente em ambos os grupos, até aproximadamente 50-60% do $VO_{2máx}$, sendo que os adolescentes obesos apresentaram valores significativamente menores ($p < 0,001$) somente na intensidade relativa a 20% do $VO_{2máx}$. Os adolescentes obesos apresentaram valores relativos ($ml.kg^{-1}.min^{-1}$) de $VO_{2máx}$ e LV significativamente menor ($p < 0,05$) que os adolescentes não-obesos. Em ambos os grupos, não foram observadas diferenças significativas entre o ponto de ocorrência do LV e do LiVFC, expressos em valores relativos e absolutos de VO_2. Contudo, não foram encontradas correlações significativas entre o ponto de ocorrência do LV e do LiVFC, tanto em valores relativos quanto em valores absolutos de VO_2.

CONCLUSÃO. A obesidade na adolescência parece não estar associada à alteração da modulação autonômica durante o exercício físico. Torna-se possível determinar o LiVFC mediante análise da plotagem de Poincaré em adolescentes obesos e não-obesos, entretanto, a ausência de associação estatística entre o LiVFC e o LV demonstra a possibilidade de não haver relação causal entre estes eventos.

Fonte: Brunetto AF, Roseguini BT, Silva BM *et al.* Limiar de variabilidade da freqüência cardíaca em adolecentes obesos e não-obesos. *Rev Bras Med Esporte* 2008 Abr.;14(2):145-49.
Revista Brasileira de Medicina do Esporte – www.scielo.br

RESPOSTA DA PRESSÃO ARTERIAL AO ESFORÇO EM ADOLESCENTES – INFLUÊNCIA DO SOBREPESO E OBESIDADE

A resposta aguda da pressão arterial ao esforço tem sido utilizada como um indicador de risco para o desenvolvimento de hipertensão arterial. Os fatores associados a esta resposta precisam ser esclarecidos a fim de se intervir na prevenção da doença hipertensiva.

O objetivo deste estudo foi descrever o comportamento das variáveis cardiovasculares ao esforço agudo em adolescentes com excesso de peso, por meio de teste cardiopulmonar.

Foi constituída uma amostra de 104 adolescentes (56 meninos e 48 meninas), divididos nos grupos de sobrepeso/obesos (GSO) e eutróficos (GE). Aferiram-se variáveis antropométricas (peso, estatura e IMC), de composição corporal (dobra cutânea), e hemodinâmicas de pressão arterial sistólica (PAS) e diastólica (PAD) e freqüência cardíaca (FC), no repouso e no esforço máximo do teste cardiopulmonar.

No grupo masculino, identificaram-se maiores valores de pressão arterial sistólica de repouso para o GSO, quando comparados ao GE (113 ± 13 *vs.* 106 ± 8 mmHg; p = 0,009), a PAS pré-exercício (120 ± 14 *vs.* 109 ± 10 mmHg; p = 0,003) e de PAS na carga máxima de trabalho (156 ± 20 *vs.* 146 ± 14 mmHg; p = 0,03). No grupo feminino, apenas a PAS pré-exercício foi superior no grupo de sobrepeso, quando este foi comparado às mulheres eutróficas (114 ± 11 *vs.* 106 ± 10 mmHg; p = 0,009).

CONCLUSÃO. A resposta pressórica durante o exercício foi mais exacerbada em adolescentes obesos quando comparada àquela obtida em eutróficos, o que indica maior reatividade ao estresse físico.

Fonte: Carletti L, Rodrigues AN, Perez AJ *et al.* Resposta da pressão arterial ao esforço em adolescentes: influência do sobrepeso e obesidade. *Arq Bras Cardiol* 2008 Jul.;91(1):24-30.
Arquivos Brasileiros de Cardiologia – www.scielo.br

VALORES DE CONSUMO MÁXIMO DE OXIGÊNIO DETERMINADOS PELO TESTE CARDIOPULMONAR EM ADOLESCENTES – UMA PROPOSTA DE CLASSIFICAÇÃO

A identificação de valores populacionais do consumo máximo de oxigênio ($VO_{2máx}$) auxilia nos estudos que se propõem a relacionar a aptidão física com o risco cardiovascular, bem como na prescrição do exercício e na análise do efeito do treinamento. Em amostras de adolescentes da população brasileira, ainda não existem informações para classificação desse parâmetro. Portanto, a proposta inédita deste estudo foi de determinar os valores médios de $VO_{2máx}$ de uma amostra da população brasileira.

Foi selecionada, aleatoriamente, uma amostra de 380 alunos (177 meninos e 203 meninas) da rede pública de Vitória (ES), com idade entre 10 e 14 anos. Após avaliação antropométrica, foram submetidos a teste cardiopulmonar para medida direta do $VO_{2máx}$, cujos valores foram classificados de acordo com o quintil calculado a partir da amostra estudada.

Os valores médios de $VO_{2máx}$ encontrados para os meninos foram entre 42,95 e 49,55 $ml.kg^{-1}.min^{-1}$ e, nas meninas, entre 36,76 e 38,29 $mL.kg^{-1}.min^{-1}$.

CONCLUSÃO. O presente trabalho propõe faixas de valores médios de $VO_{2máx}$ como parâmetro para classificação de aptidão cardiorrespiratória, além de contribuir para a definição dos valores de normalidade da população brasileira. Essa classificação auxilia também no estabelecimento de pontos de coorte para estudos posteriores.

Fonte: Rodrigues AN, Perez AJ, Carletti L *et al.* Valores de consumo máximo de oxigênio determinados pelo teste cardiopulmonar em adolescentes: uma proposta de classificação. *J Pediatr (Rio)* 2006 Nov./Dez.;82(6):426-30. Jornal de Pediatria – www.scielo.br

APTIDÃO CARDIORRESPIRATÓRIA E ASSOCIAÇÕES A FATORES DE RISCO CARDIOVASCULAR EM ADOLESCENTES

O consumo máximo de oxigênio tem sido sugerido como medida de preferência em relação a questionários de atividade física para expressar a aptidão cardiorrespiratória, por sua maior objetividade e menor possibilidade de erros. Estudos indicam que essa medida se correlaciona melhor com as doenças cardiovasculares. Este trabalho propõe-se a associar fatores de risco cardiovasculares em adolescentes ao nível de aptidão cardiorrespiratória.

Foram selecionados 380 escolares, 177 meninos e 203 meninas (de 10 a 14 anos), que foram divididos em dois grupos de acordo com a aptidão cardiorrespiratória. Realizaram-se avaliação antropométrica, medidas hemodinâmicas (pressão arterial e freqüência cardíaca), teste cardiopulmonar e perfil bioquímico (triglicerídeos, colesterol total e frações).

Nos meninos, observaram-se diferença significativa entre grupo “fraco” e “não fraco” para as médias de freqüência cardíaca basal, consumo máximo de oxigênio, índice de massa corporal e triglicerídeos. Nas meninas, as diferenças significativas foram nas médias de freqüência cardíaca basal, consumo máximo de oxigênio e índice de massa corporal. Em ambos os sexos, o grupo classificado como “fraco” apresentou maior número significativo de indivíduos com excesso de peso em relação ao grupo “não fraco” ($x^2 = 25{,}242$; $p = 0{,}000$; $x^2 = 12{,}683$; $p = 0{,}000$, para meninos e meninas, respectivamente). Associação significativa entre aptidão cardiorrespiratória e triglicerídeos ($x^2 = 3{,}944$; $p = 0{,}047$) foi observada, apenas, no sexo masculino.

CONCLUSÃO. A aptidão cardiorrespiratória mais baixa parece ter influência negativa sobre os fatores de risco cardiovasculares em adolescentes, especialmente em relação ao excesso de peso em ambos os gêneros, e no que tange ao perfil bioquímico no sexo masculino, evidenciando a necessidade de intervenções preventivas precoces.

Fonte: Rodrigues AN, Perez AJ, Carletti L *et al.* Aptidão cardiorrespiratória e associações com fatores de risco cardiovascular em adolescentes. *J Pediatr (Rio)* 2007 Set./Out.;83(5):429-35.
Journal de Pediatria – www.scielo.br

PRESSÃO ARTERIAL EM ADOLESCENTES DURANTE TESTE ERGOMÉTRICO

O objetivo deste estudo foi descrever a resposta da pressão arterial em adolescentes submetidos ao teste de esforço.

Foi realizado um estudo transversal de 218 adolescentes entre 10 e 19 anos (131 do sexo masculino) submetidos a teste ergométrico, e descritos freqüência cardíaca máxima, tempo de exercício, consumo máximo de oxigênio, pressão arterial sistólica (PAS) e diastólica (PAD) de repouso, no esforço máximo e aos 6 minutos da recuperação.

Em repouso, a PAS teve valores maiores no sexo masculino, e a PAD não mostrou diferença entre os sexos, porém, ambas aumentaram com a idade. Durante o exercício, ocorreram elevação da PAS e queda da PAD em ambos os sexos. A variação da PAS foi maior no sexo masculino, principalmente acima dos 14 anos.

CONCLUSÃO. A análise dos resultados demonstrou que a PAS durante o exercício teve relação direta com idade, peso, altura e índice de massa corpórea do indivíduo, e a PAD teve relação apenas com a idade.

Fonte: Becker M de M, Barbosa e Silva O, Moreira IE *et al.* Pressão arterial em adolescentes durante teste ergométrico. *Arq Bras Cardiol* 2007 Mar.;88(3):329-33.
Arquivos Brasileiros de Cardiologia – www.scielo.br

TESTE ERGOMÉTRICO EM CRIANÇAS E ADOLESCENTES – MAIOR TOLERÂNCIA AO ESFORÇO COM O PROTOCOLO EM RAMPA

O objetivo deste estudo foi comparar a tolerância ao exercício de crianças e adolescentes submetidos a teste ergométrico (TE) em esteira com os protocolos de Bruce ou em rampa, e descrever a velocidade e a inclinação alcançadas com o protocolo em rampa, a fim de auxiliar na orientação do exercício com esse protocolo.

Foi um estudo observacional, com uma série de casos, comcontrole histórico de 1.006 crianças e adolescentes entre 4 e 17 anos, submetidos a TE entre outubro de 1986 e fevereiro de 2003, que concluíram um dos dois protocolos. Foram excluídos os que tiveram o TE interrompido por outras causas que não cansaço físico, os que estavam em uso de medicações que interferiam na freqüência cardíaca (FC) e aqueles com limitações físicas à realização do exercício. Na análise estatística dos dados foi adotado nível de significância para $p < 0,05$ e intervalo de confiança de 95%.

O tempo de exercício próximo a 10 minutos no protocolo em rampa foi significativamente maior no protocolo de Bruce. A FC máxima alcançada foi superior a 180 bpm nos dois protocolos. A inclinação foi pouco maior nas meninas mais jovens com o protocolo de Bruce, e a velocidade e o consumo máximo de oxigênio ($VO_{2máx}$) foram maiores em todas as faixas etárias nos que realizaram o protocolo em rampa.

CONCLUSÃO. A velocidade e a inclinação alcançadas com o protocolo em rampa podem ser utilizadas como referência para auxiliar na orientação do exercício no TE com o protocolo em rampa, que mostrou tolerância ao esforço superior à do protocolo de Bruce.

Fonte: Barbosa e Silva OB, Saraiva LC, Sobral Filho DC. Teste ergométrico em crianças e adolescentes: maior tolerância ao esforço com o protocolo em rampa. *Arq Bras Cardiol* 2007 Dez.;89(6):391-97.

DOENÇA ARTERIAL CORONARIANA EM DIABÉTICAS TIPO 2 ASSINTOMÁTICAS – ESTUDO COMPARATIVO ENTRE O TESTE ERGOMÉTRICO, O TESTE CARDIOPULMONAR E A CINTILOGRAFIA DE PERFUSÃO MIOCÁRDICA COM DIPIRIDAMOL NA IDENTIFICAÇÃO DE ISQUEMIA

A doença cardiovascular é a principal causa de morbimortalidade nos diabéticos. A isquemia do miocárdio é freqüentemente assintomática, levando ao diagnóstico tardio e a pior prognóstico. Sabe-se que a mulher diabética tem risco de morte cardiovascular maior em relação ao sexo masculino.

Avaliar a prevalência de doença arterial coronariana (DAC) em diabéticas assintomáticas. Comparar os resultados do teste ergométrico (TE), do teste cardiopulmonar (TCP) e da cintilografia do miocárdio (CM) sob estímulo farmacológico com dipiridamol com os achados da cinecoronariografia (CINE), verificando-se o método de maior acurácia na identificação de DAC significativa.

Foram avaliadas 104 diabéticas que realizaram TE, TCP e CM no período de dois meses da CINE. As cintilografias com MIBI-99 mTc foram realizadas pela técnica de gated-SPECT. A análise estatística foi realizada pelos testes x^2 de Pearson e de Student, sendo realizada, ainda, análise de regressão logística.

A prevalência de DAC no grupo estudado foi de 32,7%. No TE, o teste eficaz ($p = 0,045$), a incompetência cronotrópica ($p = 0,031$) e o tempo de esforço realizado ($p = 0,022$) apresentaram associação significativa com DAC. No TCP, o $VO_{2máx}$ e a FC atingida apresentaram associação à DAC ($p = 0,004$ e $p = 0,025$). A maioria das variáveis da CM mostrou importante associação à DAC (todas com $p = 0,001$).

CONCLUSÃO. Os resultados obtidos sugerem elevada prevalência de DAC em pacientes diabéticas assintomáticas, devendo ser essa uma população investigada sob o ponto de vista cardiovascular. Dos métodos diagnósticos não-invasivos que foram empregados, o que mostrou maior poder de discriminação em relação às portadoras de DAC foi a CM com dipiridamol.

Fonte: Smanio PE, Carvalho AC, Tebescreni AS *et al.* Doença arterial coronariana em diabéticas do tipo 2 assintomáticas: estudo comparativo entre o teste ergométrico, o teste cardiopulmonar e a cintilografia de perfusão miocárdica com dipiridamol na identificação de isquemia. *Arq Bras Cardiol* 2007 Nov.;89(5):290-97.
Arquivos Brasileiros de Cardiologia – www.scielo.br

FREQÜÊNCIA CARDÍACA MÁXIMA EM IDOSAS BRASILEIRAS

O presente estudo objetivou comparar os valores de freqüência cardíaca máxima ($FC_{máx}$) medidos durante um teste de esforço progressivo (TEP), com os obtidos através de equações de predição em idosas brasileiras.

Um TEP máximo sob o protocolo modificado de Bruce, realizado em esteira, foi utilizado para obtenção dos valores de referência da freqüência cardíaca máxima ($FC_{máx}$), em 93 mulheres idosas (67,1 ± 5,16 anos). Os valores obtidos foram comparados aos estimados pelas equações "220 – idade" e a de Tanaka *et al.*, através da ANOVA, para amostras repetidas. A correlação e a concordância entre os valores medidos e os estimados foram testadas. Adicionalmente, a correlação entre os valores de $FC_{máx}$ medidos e a idade das voluntárias foi examinada.

Os resultados foram os seguintes: 1) a média da $FC_{máx}$ atingida no TEP foi de 145,5 ± 12,5 batimentos por minuto (bpm); 2) as equações "220 – idade" e a de Tanaka *et al.* (2001) superestimaram significativamente ($p < 0,001$) a $FC_{máx}$ por uma diferença média de 7,4 e 15,5 bpm, respectivamente; 3) a idade se relacionou significativa ($p < 0,001$) e inversamente com a $FC_{máx}$ medida.

CONCLUSÃO. Baseado nesses resultados, pode-se concluir que ambas as equações de predição da $FC_{máx}$ superestimam, significativamente, os valores obtidos durante um TEP máximo em brasileiras idosas, fato que pode ter implicações relevantes ao se prescrever intensidade de exercícios para esta população. Foi também observado que a $FC_{máx}$ relacionou-se inversamente com a idade das voluntárias, sugerindo que a reserva cronotrópica continua a declinar após os 60 anos de idade.

Fonte: Silva VA, Bottaro M, Justino MA *et al.* Freqüência cardíaca máxima em idosas brasileiras: uma comparação entre valores medidos e previstos. *Arq Bras Cardiol* 2007 Mar.;88(3):314-20.
Arquivos Brasileiros de Cardiologia – www.scielo.br

DESENVOLVIMENTO DE UM SISTEMA DE CLASSIFICAÇÃO VENTILATÓRIA EM PACIENTES COM INSUFICIÊNCIA CARDÍACA

A recuperação da freqüência cardíaca após o eletrocardiograma de esforço em esteira ergométrica é modulada pelo sistema nervoso autônomo. A análise da variabilidade da freqüência cardíaca (VFC) pode fornecer informações valiosas sobre o controle do sistema nervoso autônomo e sobre o sistema cardiovascular.

A eficiência ventilatória, comumente avaliada pela curva ventilação-minuto (VE) – produção de dióxido de carbono (VCO_2), é um marcador prognóstico poderoso em pacientes com insuficiência cardíaca (IC). Com o objetivo de refinar esse poder prognóstico, pelo desenvolvimento de um sistema que correlaciona pontos de corte na curva VE/VCO_2 a eventos cardíacos, Ross Arena *et al.*, da Universidade da Virgínia, EUA, realizaram um estudo recentemente publicado.

Quatrocentos e quarenta e oito pacientes com diagnóstico de IC foram incluídos na análise. A curva VE/VCO_2 foi determinada por meio de teste de esforço cardiopulmonar. Esses pacientes foram acompanhados para análise da ocorrência de eventos cardiovasculares maiores (mortalidade, transplante, implante de dispositivo de assistência ventricular) por dois anos após o teste.

Foram observados 81 eventos cardiovasculares (64 mortes, 10 transplantes cardíacos e 7 implantes de dispositivos de assistência ventricular) nos dois anos de acompanhamento. A análise da curva ROC mostrou que o esquema de classificação com base na curva VE/VCO_2 foi significativo (área sob a curva: 0,78). Com base na sensibilidade e na especificidade do teste, o seguinte sistema foi desenvolvido: (1) classe ventilatória (CV) 1: ≤ 29; (2) CV 2: 30,0 a 35,9; (3) CV 3: 36,0 a 44,9 e (4) CV 4: ≥ 45. O número de pacientes nas classes de 1 a 4 foram de 144, 149, 112 e 43, respectivamente. A análise de Kaplan-Meier mostrou uma sobrevida livre de eventos para os pacientes nas classes 1, 2, 3 e 4, respectivamente, de: 97,2, 85,2, 72,3 e 44,2%.

Um sistema de classificação em múltiplos níveis, baseado na curva VE/VCO_2 no esforço, estratifica o risco da gravidade da IC. A aplicação dessa classificação é assim proposta, a fim de melhorar a tomada de decisões concernentes aos pacientes com IC.

Fonte: Arena R, Myers J, Abella J *et al.* Development of a ventilatory classification system in patients with heart failure. *Circulation* 2007 May;115:2410-17.

CONSUMO MÁXIMO DE OXIGÊNIO E SOBREVIDA NA ESTRATIFICAÇÃO DE RISCO DE INSUFICIÊNCIA CARDÍACA AVANÇADA

O escore de sobrevida da insuficiência cardíaca (ESIC) e o consumo máximo de oxigênio ($VO_{2máx}$) avalia de forma acurada a mortalidade em pacientes de ambulatório que apresentam insuficiência cardíaca avançada e são encaminhados para avaliação de transplante cardíaco.

Em um artigo publicado recentemente na revista *The American Journal of Cardiology*, os autores investigaram o valor prognóstico do ESIC e $VO_{2máx}$ quando aplicado nestes pacientes. Este estudo incluiu 227 adultos (idade média ± DP: 52 ± 10 anos de idade) que se apresentaram para reavaliação há mais de 60 dias depois da avaliação inicial (352 ± 238 dias).

O ESIC foi determinado através da pressão arterial média, freqüência cardíaca, fração de ejeção ventricular esquerda, sódio sérico, $VO_{2máx}$, etiologia da insuficiência cardíaca e comprimento do complexo QRS. Os pacientes cujo ESIC ou $VO_{2máx}$ progrediu do baixo risco para médio ou alto risco tiveram menores taxas de sobrevida do que os pacientes cujos valores permaneceram em baixo risco ($p < 0,01$ e $p < 0,001$, respectivamente).

Os pacientes que iniciaram com risco médio ou elevado e passaram para baixo risco tenderam a ter maiores taxas de sobrevida do que aqueles que permaneceram com médio risco ou risco elevado ($p = 0,06$ e $p < 0,16$, respectivamente). Os pacientes que passaram para baixo risco tiveram uma taxa de sobrevida em um ano de 72% para ESIC e $VO_{2máx}$. No entanto, os pacientes que passaram para baixo risco e foram tratados com β-bloqueadores tiveram uma taxa de sobrevida em um ano (89% para ESIC e 83% para $VO_{2máx}$) comparável àqueles após o transplante (84%).

Os autores concluíram que **o $VO_{2máx}$ e o ESIC podem ser efetivamente utilizados para avaliação seriada de risco de mortalidade em pacientes de ambulatório com insuficiência cardíaca avançada.**

Fonte: Lund LH, Aaronson KD, Mancini DM. Validation of peak exercise oxygen consumption and the Heart Failure Survival Score for serial risk stratification in advanced heart failure. *A J Cardiol* 2005 May.;95(6):734-41.

IDENTIFICAÇÃO DO LIMIAR ANAERÓBIO EM INDIVÍDUOS COM DIABETES TIPO 2 SEDENTÁRIOS E FISICAMENTE ATIVOS

Moreira *et al.* realizaram um estudo para comparar intensidades de limiar anaeróbio (LA) obtidas a partir de lactato, ventilação e glicemia em diabéticos tipo 2 ativos (DA) e sedentários (DS), e não-diabéticos ativos (NDA), e correlacionar variáveis metabólicas, hemodinâmicas e de composição corporal com o LA.

Grupos de DS (n = 09, 56,7 ± 11,9 anos), DA (n = 09, 50,6 ± 12,7 anos) e NDA (n = 10, 48,1 ± 10,8 anos) foram submetidos a um teste em cicloergômetro com incrementos de 15 W até a exaustão. Freqüência cardíaca, pressão arterial (PA), percepção de esforço, lactato, glicemia e variáveis ventilatórias foram mensurados nos 20 segundos finais de cada estágio de 3 minutos para determinação dos limiares de lactato, ventilatório e glicêmico.

As intensidades associadas ao LA identificado pelos diferentes métodos não diferiram entre si ($p > 0,05$). As intensidades absolutas foram menores para o grupo DS em relação aos grupos ativos ($p < 0,05$), não sendo observadas diferenças entre os grupos para as intensidades relativas ao consumo máximo de oxigênio ($\%VO_{2máx}$) e potência máxima ($\%P_{máx}$) de ocorrência do LA. Foram observados correlação significativa entre LA e o percentual de gordura (r = – 0,52), com tendência à correlação entre o LA e a glicemia ambulatorial (r = – 0,33). Variáveis hemodinâmicas e LA não demonstraram correlações.

CONCLUSÃO. O LA foi identificado a partir das técnicas estudadas em diabéticos tipo 2 e não-diabéticos. Apesar das diferenças entre grupos para as intensidades absolutas (Watts), a patologia pareceu não influenciar as intensidades relativas em que o LA foi observado. O LA apresentou correlação com a composição corporal e tendência a se correlacionar com a glicemia ambulatorial, sugerindo-se, assim, o LA como um parâmetro importante na avaliação clínica destes pacientes.

Fonte: Moreira SR, Simões GC, Hiyane WC *et al.* Identificação do limiar anaeróbio em indivíduos com diabetes tipo-2 sedentários e fisicamente ativos. *Rev Bras Fisioter* 2007 Jul./Ago.;11(4):289-96.
Revista Brasileira de Fisioterapia – www.scielo.br

CONSUMO DE OXIGÊNIO PÓS-EXERCÍCIO DE FORÇA E AERÓBIO – EFEITO DA ORDEM DE EXECUÇÃO

O treinamento concorrente é uma estratégia que vem sendo utilizada na intenção de maximizar o gasto energético tanto durante quanto após o exercício por meio do EPOC (excesso do consumo de oxigênio pós-exercício). No entanto, pouco se sabe sobre a influência da ordem de execução sobre o EPOC.

O objetivo do presente estudo foi verificar a influência do tipo (aeróbio, força e concorrente) e da ordem (aeróbio + força ou força + aeróbio) do exercício sobre o EPOC. A amostra foi constituída por oito homens (idade: 24 ± 2 anos; massa corporal: 75,4 ± 3,7 kg; e estatura: 179 ± 3,0 cm), voluntários, com experiência em treinamento de força e aeróbio.

Os sujeitos foram submetidos a um teste para a determinação do $VO_{2máx}$ (57,0 ± 2,9 ml/kg/min) e teste de 1-RM para os exercícios de supino reto (68 ± 2 kg), puxador costas (64 ± 3 kg), cadeira extensora (51 ± 3 kg) e mesa flexora (38 ± 3 kg). O treino aeróbio foi realizado durante 30 minutos, a 90% da velocidade correspondente ao limiar anaeróbio (10,3 ± 2,2 km). O treino de força foi realizado a 70% de 1RM, dividido em três séries de 12 movimentos. O consumo de oxigênio (VO_2) foi medido em repouso (R) e após as seguintes sessões: aeróbio (A), força (F), aeróbio-força (A + F) e força-aeróbio (F + A), utilizando calorimetria indireta durante 30 minutos, os quais foram divididos em três intervalos de tempo: T1 (0 a 10 minutos), T2 (11 a 20 minutos) e T3 (21 a 30 minutos). A comparação do VO_2 entre as diferentes situações (R, A, F, A + F e F + A) para cada um dos períodos de tempo (0-10, 11-20; 21-30 minutos) foi realizada a partir de uma ANOVA a um fator com medidas repetidas, seguida por teste de Tukey. Em T1, o VO_2 das diferentes sessões foi maior que o de R. Durante T2, o VO_2 das situações F, A + F e F + A foi superior ao de R. Em T3, somente A + F resultou em EPOC.

Os resultados indicam que a ordem de execução influenciou o tempo de EPOC. Contudo, o gasto calórico decorrente do EPOC é bastante reduzido (≅ 15 kcal).

Fonte: Lira FA *et al.* Consumo de oxigênio pós-exercícios de força e aeróbio: efeito da ordem de execução. *Rev Bras Med Esporte* 2007 Dez.;13(6):402-6.

IMPORTÂNCIA CLÍNICA DA ERGOESPIROMETRIA E DO TREINAMENTO AERÓBICO EM PACIENTES COM INSUFICIÊNCIA CARDÍACA

A resposta fisiológica aguda ao exercício aeróbio progressivo demanda funcionamento adequado dos sistemas pulmonar, cardiovascular e musculoesquelético. Infelizmente, todos estes sistemas estão negativamente afetados em pacientes com insuficiência cardíaca (IC), resultando numa redução significativa da capacidade aeróbia comparada com indivíduos aparentemente saudáveis.

O teste de exercício cardiopulmonar (TCP) representa uma técnica não-invasiva de avaliação que fornece compreensão valiosa sobre a saúde e o funcionamento dos sistemas fisiológicos que ditam a capacidade aeróbia de um indivíduo. Os valores de inúmeras variáveis-chave obtidas através do TCP, como consumo-pico de oxigênio e eficiência ventilatória, são encontrados, freqüentemente, como anormais em pacientes com IC. Além de a capacidade das variáveis do TCP refletir de maneira aguda os graus variáveis da fisiopatologia, também possuem forte significância prognóstica, aumentando ainda mais o seu valor clínico. A participação num programa de exercícios aeróbios crônicos anteriormente era contra-indicada em pacientes com IC. Agora é uma intervenção aceitável de estilo de vida. Após um período de treinamento com exercícios aeróbios, durante várias semanas/meses, tem sido evidenciada uma melhora em vários fenômenos fisiopatológicos que contribuem com as anormalidades constatadas freqüentemente durante TCP na população com IC.

CONCLUSÃO. As adaptações fisiológicas induzidas por exercícios aeróbios resultam em uma melhora significativa de capacidade aeróbia e de qualidade de vida. Além disso, há evidências sugerindo que o treinamento com exercícios aeróbios melhora a morbidade e a mortalidade em pacientes com IC. Este artigo fornece uma revisão da literatura que destaca a significância clínica dos testes de exercícios aeróbios e treinamento nesta população cardíaca única.

Fonte: Arena R, Myers J, Guazzi M. The clinical importance of cardiopulmonary exercise testing and aerobic training in patients with heart failure. *Rev Bras Fisioter* 2008 Apr.;12(2):75-87.
Revista Brasileira de Fisioterapia – www.scielo.br

DETERMINAÇÃO DO LIMIAR DE ANAEROBIOSE DE IDOSOS SAUDÁVEIS – COMPARAÇÃO ENTRE DIFERENTES MÉTODOS

Determinar o limiar de anaerobiose (LA) pelo método ventilatório (visual gráfico), pelos modelos matemáticos, heteroscedástico e Hinkley, aplicados aos conjuntos de dados de freqüência cardíaca (FC), RMS do sinal mioelétrico *(Root Mean Square)* e VCO_2, e comparar o LA obtido pelos três métodos.

Foram estudados nove idosos ativos (61,4 ± 1,8 ano) durante teste de exercício físico dinâmico contínuo do tipo rampa, em cicloergômetro, com incrementos de potência variando de 10 a 15 watts/min. Foram coletados os dados de FC batimento a batimento, eletromiografia de superfície do músculo vasto lateral e variáveis ventilatórias respiração a respiração. Após a aplicação dos modelos matemáticos e identificados os pontos de quebra de comportamento, foram registrados, neste momento, os valores de potência, VO_2 e FC, comparados e correlacionados com os obtidos pelo método visual gráfico (padrão-ouro). Foi utilizado o teste de *Friedman* para comparações múltiplas e o teste de correlação de *Spearman* (nível de significância de 5%).

Não foram encontradas diferenças significativas, em relação ao padrão-ouro, entre os valores de potência, VO_2 e FC no momento do LA identificado pelos diferentes modelos. Foram encontradas correlações significativas entre os valores de FC identificados pelos modelos matemáticos entre os valores de VO_2 quando identificados pela freqüência cardíaca, e de potência somente quando identificada pelo modelo de Hinkley aplicado aos dados de RMS do sinal mioelétrico.

CONCLUSÃO. No grupo estudado, os modelos matemáticos mostraram-se adequados na determinação não-invasiva do LA, sendo que ambos ajustaram-se melhor aos dados de FC, seguido pela VCO_2 e RMS.

Fonte: Pozzi, LG *et al.* Determinação do limiar de anaerobiose de idosos saudáveis: comparação entre diferentes métodos. *Rev Bras Fisioter* 2006 Set.;10(3):333-38.
Revista Brasileira de Fisioterapia – www.scielo.br

ASSOCIAÇÃO ENTRE O DESEMPENHO NO TESTE DE CAMINHADA EM CORREDOR LONGO A MORTALIDADE, DOENÇA CARDIOVASCULAR, LIMITAÇÃO DE MOVIMENTOS E DEFICIÊNCIA

A recuperação da freqüência cardíaca após o eletrocardiograma de esforço em esteira ergométrica é modulada pelo sistema nervoso autônomo. A análise da variabilidade da freqüência cardíaca (VFC) pode fornecer informações valiosas sobre o controle do sistema nervoso autônomo sobre o sistema cardiovascular.

O condicionamento aeróbico, importante preditor de doença cardiovascular e mortalidade, é difícil de ser avaliado pelo teste ergométrico com esforço máximo, em idosos. Testes de caminhada estendidos têm sido avaliados como preditores de prognóstico, em grupos de indivíduos doentes, mas não em idosos que vivem na comunidade. Anne Newman *et al.*, da Universidade de Pittsburgh, EUA, realizaram um estudo com o objetivo de determinar se um teste de caminhada estendido é preditor de pior prognóstico em idosos.

Foram selecionados 3.075 idosos da comunidade, sendo 1.584 mulheres (52%) e 1.281 negros (52%). A habilidade em completar um teste de caminhada em corredor longo e o tempo total de desempenho foram avaliados no início do estudo. Os desfechos primários foram: mortalidade global, incidência de doença cardiovascular, de limitação de movimentos e deficiência de movimentação, em um período médio de 4,9 anos.

Entre os pacientes elegíveis para o exercício, 351 morreram, 308 apresentaram episódio incidente de doença cardiovascular, 1.116 apresentaram limitação de movimentos e houve 509 ocorrências de deficiência de movimentação. A incapacidade de completar uma caminhada de 400 m apresentou uma tendência a ser associada a um maior risco de morte e de doença cardiovascular e, após ajustes para fatores de confusão, foi associada à incidência de limitação de movimentos (razão de risco de 1,86) e à deficiência de movimentos (razão de risco de 1,95). Entre os indivíduos que completaram o teste, cada minuto adicional no tempo necessário para o teste foi associado a uma razão de risco ajustada de 1,29 para mortalidade, 1,20 para doença cardiovascular, 1,52 para limitação de movimentos e 1,52 para deficiência de movimentos. Os achados foram consistentes tanto para homens e mulheres, quanto para negros e brancos. Entre os idosos que completaram o teste, aqueles que se encontravam no pior subgrupo de capacidade funcional (tempo de teste > 362 s) apresentaram maior risco de morte do que os idosos no melhor subgrupo (tempo de teste < 290 s), com uma razão de risco ajustada de 3,23.

Idosos da comunidade que não relataram dificuldade em caminhar apresentaram vários padrões de desempenho no teste de caminhada estendido. A habilidade em realizar o teste e o desempenho foram identificados como fatores prognósticos importantes para mortalidade global, doença cardiovascular, limitação de movimentos e deficiência de movimentos, em indivíduos octagenários.

Fonte: Anne B, Newman AB, Simonsick E *et al.* Association of long-distance corridor walk performance with mortality, cardiovascular disease, mobility limitation, and disability. *JAMA* 2006;295:2018-26.

ELETROCARDIOGRAFIA E TESTE ERGOMÉTRICO NO *CHECK-UP* CARDIOLÓGICO

Não existe estudo epidemiológico, até o momento, avaliando diretamente quando a eletrocardiografia deveria ser usada como ferramenta de triagem para doenças cardiovasculares em grandes populações. Em jovens atletas e pacientes de alto risco ou com suspcita de cardiopatia, porém, a eletrocardiografia deve ser parte integrante da avaliação inicial.

O teste ergométrico em pacientes assintomáticos não encontra aceitação consensual e tem relação custo-benefício questionável. No entanto, diretrizes destacam o sugestivo valor da ergometria em pacientes diabéticos que planejam se exercitar, em pacientes com múltiplos fatores de risco que necessitam de orientação médica para a prevenção secundária, em homens com mais de 45 anos e em mulheres com idade superior a 55 anos que pretendem iniciar programa de atividades físicas intensas, e naqueles envolvidos em ocupações de alto risco e que envolvam a coletividade ou com elevado risco para doença arterial coronariana em decorrência de co-morbidades, como insuficiência renal crônica e doença vascular periférica. Adicionalmente ao conhecimento das limitações da análise do infradesnível do segmento

ST à população assintomática, variáveis não-eletrocardiográficas aplicadas nessa população têm sido incorporadas e comprobatórias na valorização prognóstica dos testes de esforço, como: a) capacidade funcional; b) incapacidade de a freqüência cardíaca elevar-se normalmente durante o exercício ou incompetência cronotrópica; c) retorno ou recuperação lenta da freqüência cardíaca após a interrupção do esforço e d) arritmia ventricular na fase de recuperação do teste ergométrico.

Com o objetivo de detecção e tratamento da aterosclerose subclínica, recentemente tem-se levado em consideração a avaliação de pacientes assintomáticos com métodos de imagem e a inclusão do teste ergométrico como parte desse processo de triagem nos homens com 45 a 75 anos e nas mulheres com 55 a 75 anos.

Fonte: Mastrocolla LE, Rossi JM, Bugia S. Eletrocardiografia e teste ergométrico no check-up cardiológico. *Rev Soc Bras Cardiol do Estado de São Paulo* 2006;3.

MONITORIZAÇÃO AMBULATORIAL DA PRESSÃO ARTERIAL E PRESSÃO CASUAL EM HIPER-REATORES DE ESFORÇO

O desenvolvimento de hipertensão arterial sustentada é, pelo menos, duas vezes maior em indivíduos hiper-reatores ao esforço. Poucos trabalhos têm avaliado os parâmetros da monitorização ambulatorial da pressão arterial de 24 horas (MAPA) nesses indivíduos.

Avaliar a relação da pressão arterial (PA) casual com a resposta hiper-reativa ao esforço (RHR) e comparar os padrões da monitorização ambulatorial de pressão arterial (MAPA) de indivíduos hiper-reatores ao esforço a um grupo-controle, visando a detectar alterações precoces que permitam uma atuação preventiva com implicação prognóstica.

A PA casual e os dados da MAPA de 26 indivíduos adultos, com idade média entre 41,50 ± 11,78 anos, normotensos em repouso, hiper-reatores ao teste ergométrico (TE), foram comparados aos de 16 adultos, com média de idade entre 41,38 ± 11,55 anos, também normotensos, em repouso, com resposta normal de PA ao esforço. Como normotensão foram considerados valores de PA $< 140 \times 90$ mmHg. Para o diagnóstico de hiper-reatividade foram aceitos valores de pressão arterial sistólica (PAS) > 220 mmHg e/ou incremento ≥ 15 mmHg de pressão arterial diastólica (PAD) no TE, partindo-se de níveis de PA normais.

A PAS ($p = 0{,}03$) e PAD ($p = 0{,}002$) casuais, a média da PAS ($p = 0{,}050$) e as cargas pressóricas sistólicas na vigília ($p = 0{,}011$) e nas 24 horas ($p = 0{,}017$) à MAPA foram significativamente superiores nos hiper-reatores.

CONCLUSÃO. A PA casual se correlacionou positivamente com a RHR. Os hiper-reatores apresentaram características peculiares na PA casual e na MAPA que, embora dentro da normalidade, se diferenciaram das observadas nos normorreatores.

Fonte: Oliveira LB *et al.* Monitorização ambulatorial da pressão arterial e pressão casual em hiper-reatores ao esforço. *Arq Bras Cardiol* 2007 Maio;88(5):565-72.

BETABLOQUEADORES NA HIPERTENSÃO ARTERIAL SISTÊMICA POR EXERCÍCIO

Os betabloqueadores podem ser mais eficazes que outros anti-hipertensivos para atenuar elevações da pressão arterial induzidas por exercício em homens hipertensos.

Se o paciente hipertenso tiver uma resposta exagerada da pressão arterial durante esforço físico, especialmente um paciente de meia-idade e fisicamente ativo, acrescentar um β-bloqueador à terapia do momento é uma abordagem prudente, segundo Dr. P. Kokkinos, da Veterans Affairs e Georgetown University Medical Centers, Washington, EUA.

Dr. Kokkinos *et al.* avaliaram a resposta da pressão arterial durante exercício em mais de 2.300 hipertensos que tinham, em média, 60 anos e estavam recebendo vários anti-hipertensivos.

Os pacientes que recebiam terapia à base de β-bloqueadores tiveram sua pressão arterial significativamente mais baixa e freqüência cardíaca em 5 e 7 equivalentes metabólicos e no pico do exercício, em comparação com os pacientes que recebiam outros medicamentos ou não recebiam tratamento algum. As diferenças persistiram depois do ajuste para índice de massa corporal, tabagismo, pressão arterial em repouso e idade.

Entre os pacientes que recebiam monoterapia, a pressão arterial sistólica, a freqüência cardíaca e o produto freqüência *vs.* pressão em 5 e 7 equivalentes metabólicos e no pico do exercício foram significativamente mais baixos nos pacientes tratados com β-bloqueadores, em comparação àqueles tratados com bloqueadores dos canais de cálcio, diuréticos ou inibidores da enzima conversora da angiotensina (ECA).

Embora não houvesse interação entre etnia e resposta ao tratamento, homens afro-americanos tiveram freqüências cardíacas e pressões arteriais consistentemente mais altas do que os caucasianos, independentemente do esquema anti-hipertensivo.

A terapia à base de β-bloqueadores também se associou a um risco 68% menor de pressões arteriais sistólicas de 210 mmHg ou mais, durante exercício, do que a terapia combinada com outros anti-hipertensivos.

Semelhantemente, a probabilidade de pressão arterial sistólica de exercício de pelo menos 210 mmHg foi 58% mais baixa em homens tratados com β-bloqueadores, em comparação com os tratados com inibidores da ECA, 74% menor em comparação com os tratados com bloqueadores dos canais de cálcio e 64% menor quando comparada àqueles tratados com diuréticos.

Respostas excessivas da pressão arterial durante um teste ergométrico refletem a resposta da pressão arterial durante atividades diárias de rotina. Desse modo, uma pressão arterial mais alta durante o teste significa que o sistema cardiovascular está sujeito a uma carga hemodinâmica substancialmente mais elevada por algumas horas durante o dia.

Indicações de um sistema cardiovascular comprometido provavelmente serão mais reveladas sob condições estressantes do que em condições de repouso. Os autores consideram necessário prestar mais atenção à resposta da pressão arterial durante exercício e ao que tal resposta pode revelar sobre o sistema cardiovascular.

Fonte: Kokkinos P, Chrysohoou C, Panagiotakos D *et al.* Beta-blockade mitigates exercise blood pressure in hypertensive male patient. *J Am Coll Cardiol* 2006;47:794-98.

TESTE ERGOMÉTRICO PREDIZ MORTALIDADE EM ADULTOS COM CARDIOPATIA CONGÊNITA

Uma resposta anormal da freqüência cardíaca ao exercício se associa a aumento da mortalidade em adultos com cardiopatia congênita.

Os testes com exercícios cardiopulmonares devem ser parte essencial da avaliação de pacientes com cardiopatia congênita, relatou Dr. M. A. Gatzoulis, do Royal Brompton Hospital, Londres, no Reino Unido. A reserva de freqüência cardíaca (diferença entre a freqüência cardíaca no pico máximo de exercício e a basal), como marcador da função cronotrópica total, é simples de medir, de baixo custo e fornece informações inestimáveis para esses pacientes.

Dr. Gatzoulis *et al.* avaliaram o valor de prognóstico da resposta da freqüência cardíaca ao exercício em 727 pacientes adultos com cardiopatia congênita.

Mais de 60% dos pacientes tiveram incompetência cronotrópica (neutralização do aumento da freqüência cardíaca durante o exercício), variando entre 47% dos pacientes com doença valvar isolada a 90% nos pacientes com fisiologia de Eisenmenger.

A incompetência cronotrópica se associou a uma classe funcional NYHA mais alta, consumo máximo de oxigênio mais baixo e menor duração do exercício.

Em análises multivariadas, a reserva de freqüência cardíaca, a classe funcional da NYHA e a terapia com antiarrítmicos predisseram, conjuntamente, a mortalidade.

A reserva de freqüência cardíaca e o consumo máximo de oxigênio tiveram valor semelhante para predizer a mortalidade, e os pacientes com reserva de freqüência cardíaca e consumo máximo de oxigênio no quartil mais baixo tiveram o pior prognóstico (aumento de 3,8 vezes da mortalidade).

A recuperação da freqüência cardíaca 1, 2, 3 e 5 minutos depois do exercício também se relacionou significativamente com a mortalidade.

Dr. Gatzoulis recomendou selecionar os pacientes com baixa reserva cardíaca (e baixa captação máxima de oxigênio) para reoperações, cateterização ou intervenção medicamentosa de maneira mais oportuna, e não esperar e ser orientado apenas por sintomas manifestos.

Além disso, os investigadores restringiram a atividade física desses pacientes, não sabendo e assumindo que isso seja mais seguro para eles. Com exceção de um grupo muito pequeno de pacientes com cardiopatia congênita, o exercício regular tem grande valor para eles e isso deve ser discutido com nossos pacientes para incentivá-los a levar uma vida fisicamente ativa.

Fonte: Diller G, Dimopoulos K, Okonko D *et al.* Heart rate response during exercise predicts survival in adults with congenital heart disease. *J Am Coll Cardiol* 2006;48:1250-56.

DEFORMAÇÃO MITRAL E REGURTITAÇÃO NO EXERCÍCIO

As alterações da insuficiência mitral que ocorrem com o exercício em pacientes com IM prévio e disfunção do ventrículo esquerdo parecem estar independentemente ligadas a alterações de deformação mitral.

Os achados, relatados em recente edição de *European Heart Journal*, baseiam-se num estudo de 40 pacientes consecutivos com IM prévio e uma fração de ejeção < 45%. Foi usado teste ergométrico-ecocardiográfico para avaliar a deformação mitral, bem como a função global do ventrículo esquerdo e sua forma.

As alterações induzidas pelo exercício no orifício regurgitante eficaz correlacionaram-se de forma significativa com a distância de coaptação, a área de formação de tenda, o diâmetro anular mitral, o índice de esfericidade sistólica final e o índice de escore de movimento da parede, observam Dr. M. Ostojic *et al.*, do Centro Clínico da Sérvia, em Belgrado, Sérvia.

Diferentemente, em repouso, não se observou associação entre o orifício regurgitante eficaz e as características ecocardiográficas.

Em análise multivariada, as alterações induzidas pelo exercício para deformação mitral se ligaram, independentemente, às alterações induzidas pelo exercício no orifício regurgitante eficaz.

Como a presença de insuficiência mitral funcional em pacientes com disfunção isquêmica do ventrículo esquerdo tem um prognóstico adverso, o aumento da gravidade da insuficiência mitral durante o exercício pode revelar ainda mais aqueles com alto risco de mau prognóstico.

Fonte: Giga V, Ostojig M, Vujisic-Tesic B *et al.* Exercise-induced changes in mitral regurgitation in patients with prior myocardial infarction and left ventricular dysfunction: relation to mitral deformation and left ventricular function and shape. *Eur Heart J* 2005;26:1860-65.

@ PESQUISA NA WEB

ARTIGOS *ON-LINE* (BIBLIOTECA SCIELO)

Acesso *on-line* ao texto completo

Silva OB, Saraiva LCR, Sobral Filho DC
Teste ergométrico em crianças e adolescentes: maior tolerância ao esforço com o protocolo em rampa
Arq Bras Cardiol 2007 Dez.;89(6):391-97.
http://www.scielo.br/scielo.php?script=sci_arttext&pid=S0066-782X2007001800007&lng=pt&nrm=iso

Teixeira FP *et al.*
Avaliando a atividade vagal cardíaca na eletrocardiografia convencional
Arq Bras Cardiol 2007 Abr.;88(4):378-83.
http://www.scielo.br/scielo.php?script=sci_arttext&pid=S0066-782X2007000400002&lng=pt&nrm=iso

Rodrigues MN, Vanfraechem JH, Farinatti PTV
Estimativa não-invasiva do débito cardíaco durante o exercício a partir de impedância cardiográfica e consumo de oxigênio em idosos
Arq Bras Cardiol 2007 Jan.;88(1):79-84.
http://www.scielo.br/scielo.php?script=sci_arttext&pid=S0066-782X2007000100013&lng=pt&nrm=iso

Oliveira JLM *et al.*
Ecocardiografia sob estresse físico na identificação de doença arterial coronariana em idosos com incompetência cronotrópica
Arq Bras Cardiol 2007 Ago.;89(2):111-18.
http://www.scielo.br/scielo.php?script=sci_arttext&pid=S0066-782X2007001400007&lng=pt&nrm=iso

Ochiai ME *et al.*
Teste ergométrico: valor prognóstico em pacientes idosos com doença aterosclerótica coronariana estável
Arq Bras Cardiol 2006 Mai.;86(5):346-52.
http://www.scielo.br/scielo.php?script=sci_arttext&pid=S0066-782X2006000500004&lng=pt&nrm=iso

Nogueira FS, Pompeu FAMS
Modelos para predição da carga máxima no teste clínico de esforço cardiopulmonar
Arq Bras Cardiol 2006 Ago.;87(2):137-45.
http://www.scielo.br/scielo.php?script=sci_arttext&pid=S0066-782X2006001500011&lng=pt&nrm=iso

Araújo CO *et al.*
Diferentes padronizações do teste da caminhada de seis minutos como método para mensuração da capacidade de exercício de idosos com e sem cardiopatia clinicamente evidente
Arq Bras Cardiol 2006 Mar.;86(3):198-205.
http://www.scielo.br/scielo.php?script=sci_arttext&pid=S0066-782X2006000300007&lng=pt&nrm=iso

César MC *et al.*
Respostas cardiopulmonares ao exercício em pacientes com insuficiência cardíaca congestiva de diferentes faixas etárias
Arq Bras Cardiol 2006 Jan.;86(1):14-18.
http://www.scielo.br/scielo.php?script=sci_arttext&pid=S0066-782X2006000100003&lng=pt&nrm=iso

Guimarães GV *et al.*
$VO_{2máx}$ e inclinação VE/VCO_2 na era dos betabloqueadores na insuficiência cardíaca: uma experiência brasileira
Arq Bras Cardiol 2008 Jul.;91(1):42-48.
http://www.scielo.br/scielo.php?script=sci_arttext&pid=S0066-782X2008001300007&lng=pt&nrm=iso

Issa VS *et al.*
Efeito do bisoprolol sobre a função cardíaca e o exercício em pacientes com insuficiência cardíaca
Arq Bras Cardiol 2007 Mar.;88(3):340-45.
http://www.scielo.br/scielo.php?script=sci_arttext&pid=S0066-782X2007000300014&lng=pt&nrm=iso

Pureza DY *et al.*
Efeitos cardiovasculares da abstinência do fumo no repouso e durante o exercício submáximo em mulheres jovens fumantes
Rev Bras Med Esporte 2007 Out.;13(5):292-96.
http://www.scielo.br/scielo.php?script=sci_arttext&pid=S1517-86922007000500003&lng=pt&nrm=iso

Lima AMJ, Soares CMV, Souza AOS
Efeito da inversão dos turnos de trabalho sobre capacidade aeróbia e respostas cardiovasculares ao esforço máximo
Rev Bras Med Esporte 2008 Jun.;14(3):201-4.
http://www.scielo.br/scielo.php?script=sci_arttext&pid=S1517-86922008000300008&lng=pt&nrm=iso

Leal Junior ECP *et al.*
Estudo comparativo do consumo de oxigênio e limiar anaeróbio em um teste de esforço progressivo entre atletas profissionais de futebol e futsal
Rev Bras Med Esporte 2006 Dez.;12(6):323-26.
http://www.scielo.br/scielo.php?script=sci_arttext&pid=S1517-86922006000600005&lng=pt&nrm=iso

Afonso LS *et al.*
Freqüência cardíaca máxima em esteira ergométrica em diferentes horários
Rev Bras Med Esporte 2006 Dez.;12(6):318-22.
http://www.scielo.br/scielo.php?script=sci_arttext&pid=S1517-86922006000600004&lng=pt&nrm=iso

Nogueira FS, Pompeu FAMS
Modelos para predição da carga máxima no teste clínico de esforço cardiopulmonar
Arq Bras Cardiol 2006 Ago.;87(2):137-45.
http://www.scielo.br/scielo.php?script=sci_arttext&pid=S0066-782X2006001500011&lng=en&nrm=iso

Araújo CO *et al.*
Diferentes padronizações do teste da caminhada de seis minutos como método para mensuração da capacidade de exercício de idosos com e sem cardiopatia clinicamente evidente
Arq Bras Cardiol 2006 Mar.;86(3):198-205.
http://www.scielo.br/scielo.php?script=sci_arttext&pid=S0066-782X2006000300007&lng=en&nrm=iso

Oliveira JLM *et al.*
Ecocardiografia sob estresse físico na identificação de doença arterial coronariana em idosos com incompetência cronotrópica
Arq Bras Cardiol 2007 Ago.;89(2):111-18.
http://www.scielo.br/scielo.php?script=sci_arttext&pid=S0066-782X2007001400007&lng=pt&nrm=iso

Salles AF *et al.*
A elevação da pressão arterial sistólica durante o teste ergométrico após transplante cardíaco: correlação com o quadro clínico e a função ventricular avaliada pela ecocardiografia sob estresse com dobutamina
Arq Bras Cardiol 2006 Nov.;87(5):628-33.
http://www.scielo.br/scielo.php?script=sci_arttext&pid=S0066-782X200600180 0013&lng=pt&nrm=iso

Malek MH, Coburn JW
Strategies for cardiopulmonary exercise testing of pectus excavatum patients
Clinics 2008;63(2):245-54.
http://www.scielo.br/scielo.php?script=sci_arttext&pid=S1807-5932200800020 0014&lng=en&nrm=iso

Guimarães GV, Carvalho VO, Bocchi EA
Reproducibility of the self-controlled six-minutes walking test in heart failure patients
Clinics 2008;63(2):201-06.
http://www.scielo.br/scielo.php?script=sci_arttext&pid=S1807-5932200800020 0008&lng=en&nrm=iso

Toledo A *et al.*
The impact of noninvasive ventilation during the physical training in patients with moderate-to-severe chronic obstructive pulmonary disease (COPD)
Clinics 2007;62(2):113-20.
http://www.scielo.br/scielo.php?script=sci_arttext&pid=S1807-5932200700020 0004&lng=en&nrm=iso

Oliveira FP, Pedrosa RC
Ventilatory response during exercise among chronic Chagas cardiopathy patients
São Paulo Med J 2006;124(5):280-84.
http://www.scielo.br/scielo.php?script=sci_arttext&pid=S1516-3180200600050 0010&lng=en&nrm=iso

Polito MD, Farinatti PTV
Comportamento da pressão arterial após exercícios contra-resistência: uma revisão sistemática sobre variáveis determinantes e possíveis mecanismos
Rev Bras Med Esporte 2006 Dez.;12(6):386-92.
http://www.scielo.br/scielo.php?script=sci_arttext&pid=S1517-8692200600060 0017&lng=pt&nrm=iso

Brito, FS *et al.*
II Diretrizes da Sociedade Brasileira de Cardiologia sobre Teste Ergométrico
Arq Bras Cardiol 2002;78(Supl 2):1-17.
Arquivos Brasileiros de Cardiologia – www.scielo.br
http://www.scielo.br/scielo.php?script=sci_arttext&pid=S0066-782X2002000800001&lng=pt&nrm=iso

ARTIGOS *ON-LINE* (INTERNACIONAIS)

Acesso *on-line* ao texto completo

The exercise treadmill test: estimating cardiovascular prognosis
Miller TD
Cleveland Clinic Journal of Medicine 2008 June – www.ccjm.org

> *"Abnormal hemodynamic responses to exercise may indicate an increased risk of coronary events and death, even without evidence of ischemia. Exercise duration and the blood pressure, heart rate, and heart rhythm responses to exercise have prognostic significance."*
> *http://www.ccjm.org/ccjm_pdfs_toc/June08_Miller.pdf (acesso* on-line *ao texto completo)*

Prediction of cardiovascular death using a novel heart rate recovery parameter
Hadley DM, Dewey FE, Freeman JV *et al.*
Med Sci Sports Exerc 2008;40(6):1072-79.
http://www.medscape.com/viewarticle/575208 (Posted 06/20/2008)

Association of exercise capacity on treadmill with future cardiac events in patients referred for exercise testing
Peterson PN, Block PC
Cardiosource – 2008 American College of Cardiology
http://www.medscape.com/viewarticle/577341 (Posted 07/18/2008)

Valor pronóstico de la regurgitación mitral en reposo y ejercicio durante la ecocardiografia de ejercicio en pacientes con disfunción ventricular izquierda
Peteiro J, Moserrat L, Piñon P *et al.*
Rev Esp Cardiol 2007;60:234-43.
http://www.revespcardiol.org/
http://www.revespcardiol.org/cgi-bin/wdbcgi.exe/cardio/mrevista_cardio.fulltext?pident=13100274 (acesso *on-line* ao texto completo)

Clinical stress testing in the pediatric age group: a statement from the American Heart Association Council on Cardiovascular Disease in the Young, Committee on Atherosclerosis, Hypertension, and Obesity in Youth

Paridon SM, Alpert BS, Boas SR *et al.*
Circulation 2006 Apr.;113:1905-20.
http://www.circ.ahajournals.org/cgi/reprint/113/15/1905 (acesso *on-line* ao texto completo)

Stress testing in patients with diabetes mellitus: diagnostic and prognostic value

Albers AR, Krichavsky MZ, Balady GJ
Circulation 2006 Jan.;113:583-92
http://www.circ.ahajournals.org/cgi/reprint/113/4/583

Role of exercise stress test in master athletes

> *"Acute vigorous physical exertion can trigger adverse cardiovascular events in older, apparently healthy athletes. Most can be ascribed to latent coronary artery disease. The American Heart Association recommends preparticipation screening for men over 40 and women over 50 or postmenopausal, with one or more independent coronary risk factors.*
> *Athletes with exercise induced ST segment depression, with no associated symptoms and/or complex ventricular arrhythmias, and no adverse findings at second level cardiological testing, should be considered free from coronary disease and safe to continue athletic training."*

Pigozzi F, Spataro A, Alabiso A *et al.*
Br J Sports Med 2005 Aug.;39:527-31.
http://bjsm.bmj.com/cgi/content/full/39/8/527 (acesso *on-line* ao texto completo)

Assessment of ventilatory thresholds during graded and maximal exercise test using varyng analysis of respiratory sinus-arrhythmia

> *"Respiratory sinus arrhythmia results from modulation of sinus node activity by breathing and during exercise is the main mechanism regulating short term heart period fluctuations. Strong correlations have been found between the centred freqüency of respiratory sinus arrhythmia and respiratory freqüency. Two successive non-linear increases observed in respiratory sinus arrhythmia freqüency are closely related to the first and second ventilatory thresholds, respectively. We have developed a useful method for identifying the ventilatory thresholds during graded and maximal exercise test in athletes and sedentary subjects as well as for assessing endurance levels."*

Blain G, Meste O, Bouchard T *et al.*
Br J Sports Med 2005 July;39:448-452.
http://bjsm.bmj.com/cgi/reprint/39/7/448 (acesso *on-line* ao texto completo)

A review of the stroke volume response to upright exercise in healthy subjects

> *"Research data on the stroke volume response to incremental exercise are conflicting. Early research supports a plateau in stroke volume in healthy untrained and trained subjects. Recent research has documented that stroke volume progressively increases to VO_{2max} in both trained and untrained subjects, but this finding has not been consistently reported.*
> *This is the first review of stroke volume responses to exercise in healthy subjects. This study adds to the understanding of the various stroke volume responses to increasing exercise intensity, the effects of endurance training, sex, and age on the stroke volume response to exercise, and the mechanisms responsible for a progressive increase in stroke volume during exercise."*

Vella A, Robergs RA
Br J Sports Med 2005 Apr.;39:190-95.
http://bjsm.bmj.com/cgi/content/full/39/4/190 (acesso *on-line* ao texto completo)

Exercise testing in asymtomatic adults: a statement for professionals from the American Heart Association Council on Clinical Cardiology, Subcommittee on Exercise, Cardiac Rehabilitation, and Prevention

Lauer M, Froelicher ES, Williams M *et al.*
Circulation 2005 Aug.;112:771-76.
http://www.circ.ahajournals.org/cgi/reprint/CIRCULATIONAHA.105.166543v1

Exercise electrocardiogram-testing: beyond the ST segment

Kligfield P, Lauer MS.
Circulation 2006 Nov. 7;114(19):2070-82.
http://circ.ahajournals.org/cgi/content/full/114/19/2070

Management of patients with ventricular arrhythmias and the prevention of sudden cardiac death

Developed in Collaboration With the European Heart; Zipes DP, Camm AJ, Borggrefe M *et al.*
A Report of the American College of Cardiology/American Heart Association Task Force and the European Society of Cardiology Committee for Practice Guidelines (Writing Committee to Develop Guidelines for Management of

Patients with Ventricular Arrhythmias and the Prevention of Sudden Cardiac Death)
J Am Coll Cardiol 2006 Sept. 5;48(5):e247-e346.
http://content.onlinejacc.org/cgi/content/full/48/5/e247

Role of noninvasive testing in the clinical evaluation of women with suspect artery disease

Mieres JH, Shaw LJ, Arai A *et al.*
Consensus Statement from the Cardiac Imaging Committee, Council on Clinical Cardiology, and the Cardiovascular Imaging and Intervention Committee, Council on Cardiovascular Radiology and Intervention, American Heart Association
Circulation 2005 Feb.;111:682-96.

Prognostic value of heart rate increase at onset of exercise testing

Leeper NJ, Dewey FE, Ashley EA *et al.*
Circulation 2007 Jan.;115:468-74.

Enhanced risk assessment in asymptomatic individuals with exercise testing and Framingham risk scores

Mora S, Redberg RF, Sharrett AR *et al.*
Circulation 2005 Sept.;112:1566-72.

Efecto del ejercicio sobre las velocidades de flujo sistólico ventricular izquierdo en adultos sanos

Bueno FC, Rodríguez-Bailón I, López-Salguero R *et al.*
Rev Esp Cardiol 2006;59:180-82.
http://www.revespcardiol.org/
http://www.revespcardiol.org/cgi-bin/wdbcgi.exe/cardio/mrevista_cardio.fulltext?pident=13084648 (acesso *on-line* ao texto completo)

Utilidade del perfil

Utilidad del perfil clínico y la ergometría en la valoración del pronóstico de los pacientes ingresados por dolor torácico sin criterios de alto riesgo.
Moreno JAC, Martín JLR, Laborda EM *et al.*
Rev Esp Cardiol 2006;59:12-19.
http://www.revespcardiol.org/
http://www.revespcardiol.org/cgi-bin/wdbcgi.exe/cardio/mrevista_cardio.fulltext?pident=13083644

Concordancia intercentros en la interpretación de la ecocardigrafia del ejercicio
Peteiro J, Alonso AM, Florenciano R *et al.*
Rev Esp Cardiol 2006;59:33-40.
http://www.revespcardiol.org/
http://www.revespcardiol.org/cgi-bin/wdbcgi.exe/cardio/mrevista_cardio.fulltext?pident=13083647

Effects of Exercise Treadmill Testing and Stress Imaging on the Triage of Patients With Chest Pain: CHEER Substudy
Ramakrishna G, Milavetz JJ, Zinsmeister AR *et al.*
Mayo Clin Proc 2005;80:322-29.
http://www.mayoclinicproceedings.com/inside.asp?AID=851&UID=

SITES DE REFERÊNCIA

American Sports Medicine Institute
www.asmi.org

Athelet's Heart Syndrome – Wikipédia
http://en.wikipedia.org/wiki/Athlete's_heart

British Association of Sports Exercise Medicine
www.basem.co.uk

DECARD – Departamento de Ergometria, Reabilitação Cardíaca e Cardiologia Desportiva/SOCERJ
www.dercad.org.br

Departamento de Ergometria, Reabilitação Cardíaca e Cardiologia Desportiva da SBC
http://departamentos.cardiol.br/sbc-derc/v2/

Wikipédia – Cardiac Stress Test
http://en.wikipedia.org/wiki/Cardiac_stress_test

CHECKLIST

INDICAÇÕES DO TESTE ERGOMÉTRICO CONVENCIONAL

- *Teste ergométrico:* baseia-se na análise das respostas clínicas, eletrocardiográficas e hemodinâmicas, sem incluir variáveis farmacológicas. O teste objetiva submeter o paciente a esforço físico programado e individualizado. Possui grande utilidade para diagnóstico e prognóstico das doenças cardiovasculares. O teste pode ser indicado nas seguintes doenças cardiovasculares:
  - *Doença arterial coronariana (DAC):* o teste é importante na avaliação pré e pós-revascularização miocárdica. Em portadores da DAC estável, pacientes pós-IAM, pacientes que irão ingressar em programas de reabilitação cardíaca, avaliação de nova dor torácica, o teste ergométrico encontra indicações especiais para cada uma destas condições clínicas.
  - *Indivíduos assintomáticos e atletas (check-up):* um dos principais valores diagnósticos do teste ergométrico convencional é excluir a DAC em pacientes com baixa probabilidade pré-teste de doença, com base na idade e no sexo, que têm ECG de repouso normal. Ou seja, se um paciente como esse alcançar a freqüência cardíaca máxima sem desníveis de ST e revelar resposta normal da pressão arterial, a DAC é muito pouco provável.
  - Hipertensão arterial sistêmica.
  - Valvopatia.
  - Cardiopatia congênita.
  - Insuficiência cardíaca.
  - Miocardiopatias.
  - Avaliação de arritmias cardíacas.
  - Avaliação em portadores de marca-passo.

TESTE ERGOMÉTRICO ESPECIAL E/OU ASSOCIADO A OUTROS MÉTODOS

- Cintilografia de perfusão do miocárdio.
- Ecocardiografia de esforço.
- Ergoespirometria.

CONTRA-INDICAÇÕES DO TESTE ERGOMÉTRICO

- Embolia pulmonar.
- Enfermidade aguda febril ou grave.
- Limitação física ou psicológica.
- Síndrome coronária aguda.
- Insuficiência valvar grave.
- Bradiarrtimia ou taquiarritmia com instabilidade hemodinâmica.

3

REABILITAÇÃO CARDÍACA

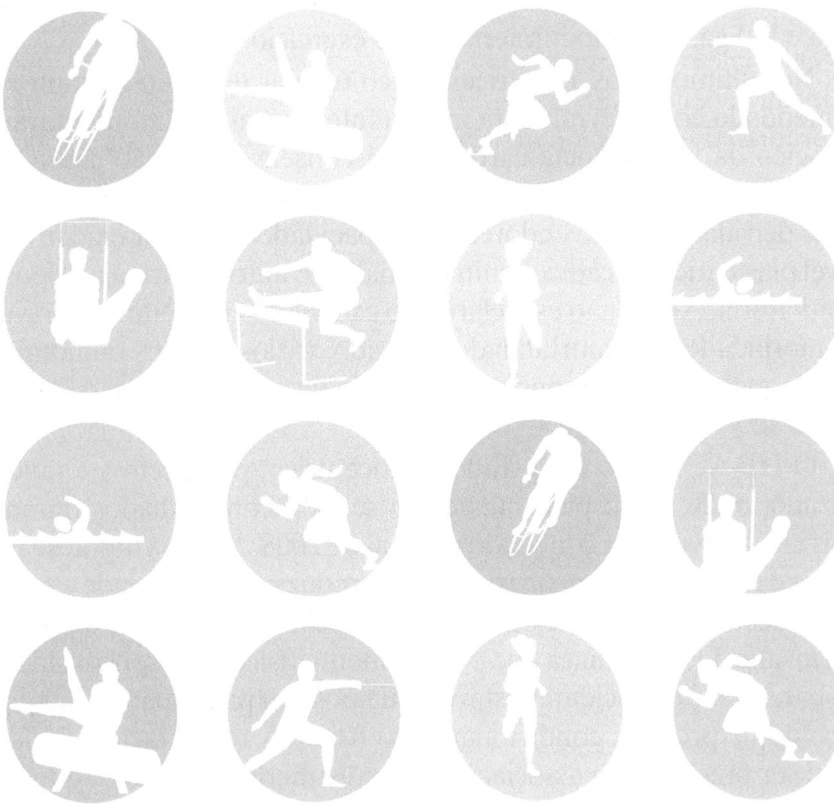

EFEITOS DO TREINAMENTO FÍSICO NA MORBIDADE E MORTALIDADE EM PACIENTES COM INSUFICIÊNCIA CARDÍACA – COMO IMPLEMENTAR SUA APLICAÇÃO NA PRÁTICA CLÍNICA

A insuficiência cardíaca avançada não é uma doença cardíaca isolada, mas uma síndrome complexa que envolve múltiplos mecanismos neuro-humorais compensatórios. As manifestações periféricas da doença, como disfunção endotelial, atrofia muscular esquelética, alterações do fluxo sanguíneo periférico e distúrbios no controle ventilatório, são determinantes maiores que resultam em sintomas como dispnéia e fadiga, gerando intolerância ao exercício.

Nos últimos anos, o exercício físico regular tem sido bastante recomendado como ferramenta importante no tratamento não-farmacológico da insuficiência cardíaca e é consenso que não causa nenhum efeito deletério, melhorando a capacidade funcional, a qualidade de vida, a função endotelial, a capacidade muscular oxidativa, o nível plasmático de catecolaminas, o balanço autonômico e a resposta ventilatória. Ainda não está claro se o exercício tem efeitos favoráveis na morbidade e na mortalidade, contudo, vários estudos randomizados pequenos têm demonstrado redução da mortalidade e da hospitalização.

O HF-ACTION, um estudo multicêntrico, prospectivo e randomizado, onde 3 mil pacientes estão sendo acompanhados durante dois anos, deverá ser concluído no final de 2008. Nele há hipótese primária de que o treinamento físico pode reduzir a mortalidade e a hospitalização em 20%. Já está bem estabelecido por todas as diretrizes em insuficiência cardíaca que o treinamento físico deve ser considerado para todos os pacientes estáveis que possam participar de um protocolo que produza condicionamento físico. A reabilitação cardíaca deve ser prescrita em associação à terapia medicamentosa. Antes de iniciar o programa de exercícios, o paciente deve estar com a medicação otimizada há pelo menos 30 dias e deve ser submetido à avaliação funcional por meio de teste ergométrico preferencialmente associado à medida dos gases expirados. As sessões de exercício de 3 a 5 vezes por semana devem incorporar exercícios resistidos e aeróbicos durante pelo menos 30 minutos, incluindo sempre longos períodos de aquecimento e relaxamento.

Em 2008, o cardiologista que pretenda tratar adequadamente o paciente com insuficiência cardíaca crônica não pode prescindir do treinamento físico como terapêutica pelo menos em programa domiciliar

Fonte: Ferraz AS, Bocchi EA. Efeitos do treinamento físico na morbidade e mortalidade em pacientes com insuficiência cardíaca: como implementar sua aplicação na prática clínica? *Rev Soc Bras Cardiol do Estado de São Paulo* 2008 Jan.-Mar.;18(1).
http://www.socesp.org.br/frameset.asp?destino=http://200.220.14.51/revistasoc esp/index1.asp (acesso *on-line* ao texto completo).

EFEITOS DO TREINAMENTO AERÓBICO NOS NÍVEIS SÉRICOS DE COLESTEROL HDL

Acredita-se que o exercício aeróbico reduz parcialmente o risco de doenças cardiovasculares por meio da elevação dos níveis de colesterol HDL (HDL-c). No entanto, esse efeito variou bastante entre os diferentes estudos de intervenção. Satoru Kodama *et al.*, da Universidade Ochanomizu, no Japão, realizaram metanálise com o objetivo de avaliar melhor esses efeitos.

Foi realizada uma pesquisa em banco de dados eletrônico (MEDLINE), por estudos randomizados e controlados, que avaliou os efeitos do treinamento aeróbico nos níveis de HDL-c.

Foram incluídos 25 artigos. A alteração média do nível de HDL-c foi estatisticamente significativa, porém modesta (2,53 mg/dL). A prática semanal mínima para aumento do nível de HDL-c foi estimada em 900 kcal de gasto energético, ou 120 minutos de exercício. Análises univariadas mostraram que cada aumento de 10 minutos no tempo de cada sessão de exercício está associado a uma redução de aproximadamente 1,4 mg/dL nos níveis de HDL-c. No entanto, não foram observadas associações à freqüência ou intensidade do exercício. Análises multivariadas demonstraram que os indivíduos com IMC inferior a 28 e colesterol total igual ou superior a 220 mg/dL apresentaram uma redução de 2,1 mg/dL a mais do que os indivíduos com IMC igual ou superior a 28 e nível de colesterol total inferior a 220 mg/dL.

A prática regular de exercício aeróbico aumenta modestamente os níveis de colesterol HDL. Parece existir uma quantidade mínima de exercício que é necessária para o aumento significativo dos níveis dessa fração de colesterol. A duração de cada sessão de exercício foi o elemento mais importante da prescrição do mesmo. O exercício é mais eficaz em pacientes com níveis de colesterol mais elevados, inicialmente, ou com IMC mais baixo.

Fonte: Kodama S, Tanaka S, Saito K *et al.* Effect of aerobic exercise training on serum levels of high-density lipoprotein cholesterol: a meta-analysis. *Arch Intern Med* 2007;167:999-1008.

BASE CLÍNICA PARA A RECOMENDAÇÃO DE AUMENTO DA PRÁTICA DE ATIVIDADE FÍSICA E PERDA DE PESO EM PACIENTES DIABÉTICOS

Com o objetivo de testar os efeitos do aconselhamento breve em relação à modificação do estilo de vida, realizado pelos médicos em pacientes portadores de diabetes melito tipo 2 (DM2), durante consultas de rotina, James Christian *et al.*, da Universidade do Colorado, nos EUA, realizaram estudo publicado recentemente.

Foi conduzido estudo controlado e randomizado, com avaliação de uma intervenção de 12 meses realizada em dois grandes centros de atendimento em saúde, incluindo 310 pacientes com índice de massa corporal (IMC) igual ou superior a 25. No grupo da intervenção, objetivos de automanejo em relação à nutrição e à prática de atividade física foram determinados com o emprego de programa de computador. Esses objetivos foram revisados pelos médicos em cada consulta de acompanhamento. O grupo-controle recebeu apenas materiais impressos de educação em saúde. As medidas de desfecho principais incluíram as mudanças em termos de prática de atividade física e peso corporal.

No grupo da intervenção, os níveis recomendados de atividade física aumentaram de 26%, no basal, para 53% em 12 meses, em comparação aos controles (30 para 37%); e 32% dos pacientes no grupo da intervenção perderam 2,72 kg ou mais, em 12 meses, em comparação a 18,9% dos controles (*odds ratio* de 2,2).

Uma breve intervenção para aumentar o diálogo entre pacientes e provedores dos serviços de saúde, sobre objetivos comportamentais, pode aumentar o nível de atividade física e a perda de peso.

Fonte: Christian JG, Bessesen DH, Byers TE *et al.* Clinic-based support to help overweight patients with type 2 diabetes increase physical activity and lose weight. *Arch Intern Med* 2008;168(2):141-46.

MAIORES NÍVEIS DE PREPARO FÍSICO CARDIORRESPIRATÓRIO ASSOCIAM-SE A MENOR RISCO DE MORTE POR CÂNCER EM HOMENS PRÉ-DIABÉTICOS E DIABÉTICOS

Pesquisadores publicaram, recentemente, no *Diabetes Care*, um estudo em que examinaram o risco de mortalidade por câncer ao longo dos níveis de preparo físico e avaliaram a relação preparo físico–mortalidade por cânceres em locais específicos em pacientes masculinos portadores de pré-diabetes ou diabetes.

Foi examinada a relação preparo físico–mortalidade para todas as causas e a mortalidade por câncer localização específica entre 18. 858 homens com pré-diabetes, e entre 2.805 homens portadores de diabetes (idade: 46,3 ± 9,7 anos) incluídos no *Aerobics Center Longitudinal Study*. Foram identificados 719 cânceres durante 354.558 pessoas-ano de risco. A duração do acompanhamento foi de 16,4 ± 7,8 anos (variação: < 1 a 30 anos).

Em homens portadores de pré-diabetes, o preparo físico moderado (razão de risco [HR] = 0,71; IC95% = 0,57-0,88) e o preparo físico elevado (HR = 0,76; IC95% = 0,60-0,96) associaram-se a riscos menores de mortalidade por câncer, comparados ao grupo de pacientes com menor preparo físico, em um modelo ajustado por idade, ano de avaliação, tabagismo, etilismo, glicemia de jejum, câncer prévio e IMC. De modo semelhante, para pacientes portadores de diabetes, preparo físico moderado (HR = 0,53; IC95% = 0,35-0,82) e elevado (HR = 0,44; IC95% = 0,26-0,73) foram associados a menores riscos de mortalidade por câncer, comparados ao grupo de menor preparo físico. Entre todos os pacientes masculinos, estar em forma associou-se a menor risco de mortalidade por cânceres gastrointestinal (HR = 0,55; IC95% = 0,39-0,77), colorretal (HR = 0,53; IC95% = 0,30-0,96), hepático (HR = 0,22; IC95% = 0,07-0,71) e pulmonar (HR = 0,43; IC95% = 0,30-0,60).

Os pesquisadores concluíram que, em pacientes pré-diabéticos e diabéticos, elevados níveis de preparo físico cardiorrespiratório associam-se a menor risco de mortalidade por câncer, particularmente como resultado dos cânceres gastrointestinais, quando comparados a pacientes que apresentam baixos níveis de preparo físico.

Fonte: Thompson AM, Church Ts, Janssen I *et al.* Cardiorespiratory Fitness as a Predictor of cancer mortality among men with prediabetes and diabetes. *Diabetes Care* 2008;31:764-69.

EFEITOS DO TREINAMENTO DE FORÇA SOBRE OS FATORES DA SÍNDROME METABÓLICA

Quais são os fatores modificáveis que se associam a uma duração da vida por 90 anos ou mais e a função de forma tardia na vida em homens?

Medidas não-farmacológicas, como a atividade física, vêm sendo recomendadas para a prevenção e o tratamento de doenças crônicas não transmissíveis.

Guttierres e Marins realizaram uma revisão da literatura para verificar os mecanismos por meio dos quais o treinamento de força provoca alterações metabólicas e celulares, agindo positivamente sobre os fatores de risco da síndrome metabólica.

Foram utilizadas as bases de dados Medline, Scielo, Science Direct e Capes. A busca foi restrita aos últimos 10 anos. Os termos utilizados para pesquisa foram: *obesity, dislipidemy, hypertension, diabetes mellitus, metabolic syndrome, resistance training, weight lifting, exercise.*

O treinamento de força atua sobre parâmetros metabólicos e celulares, promovendo efeitos positivos no controle e na prevenção dos fatores de risco relacionados com síndrome metabólica, tais como diminuição do peso corporal, aumento da sensibilidade à insulina, aumento da tolerância à glicose, diminuição dos níveis pressóricos de repouso e melhoria do perfil lipídico.

CONCLUSÃO. A revisão dos artigos científicos apresentados fornece dados que permitem concluir que o treinamento de força pode contribuir de forma efetiva na diminuição dos fatores de risco relacionados com síndrome metabólica.

Fonte: Guttierres AP, Marins JCB. Os efeitos do treinamento de força sobre os fatores de risco da síndrome metabólica. *Rev Bras Epidemiol* 2008 Mar.;11(1).

EFEITOS DE UM PROGRAMA DE EXERCÍCIO FÍSICO NÃO-SUPERVISIONADO E ACOMPANHADO A DISTÂNCIA, VIA *INTERNET*, SOBRE A PRESSÃO ARTERIAL E A COMPOSIÇÃO CORPORAL EM INDIVÍDUOS NORMOTENSOS E PRÉ-HIPERTENSOS

O objetivo deste estudo foi verificar os efeitos de um programa de condicionamento físico não-supervisionado e acompanhado via *internet*, por um período de 6 meses, na pressão arterial e na composição corporal em indivíduos normotensos e pré-hipertensos.

Participaram do estudo 135 indivíduos divididos em dois grupos: (1) normotenso (n = 57), 43 ± 1 ano, pressão arterial sistólica (PAS) < 120 e diastólica (PAD) < 80 mmHg (GI) e (2) pré-hipertenso (n = 78), 46 ± 1 ano, PAS de 120 a 139 e PAD de 80 a 89 mmHg (GII).

Após 3 e 5 meses de condicionamento físico, os indivíduos GII apresentaram redução significativa na PAS (–3,6 ± 0,94 e –10 ± 0,94 mmHg, p < 0,05, respectivamente) e PAD (–6,5 ± 1 e –7,1 ± 0,9 mmHg, p < 0,05, respectivamente), peso corporal (–1,12 ± 0,26 e –1,25 ± 0,31 kg, p < 0,05, respectivamente), IMC (–0,79 ± 0,4 e –0,84 ± 0,41 kg/m^2, p < 0,05, respectivamente) e circunferência da cintura (–1,12 ± 0,53 e –1,84 ± 0,56 cm, p < 0,05, respectivamente). No GI, o condicionamento físico diminuiu a circunferência da cintura no 6º mês (–1,6 ± 0,63 cm, p < 0,05).

CONCLUSÃO. Este programa diminui a pressão arterial, peso corporal, IMC e circunferência da cintura em indivíduos pré-hipertensos, constituindo-se, portanto, numa estratégia segura e de baixo custo na prevenção de doenças cardiovasculares e melhoria da condição de saúde da população.

Fonte: Nunes APOB *et al.* Efeitos de um programa de exercício físico não-supervisionado e acompanhado a distância, via *internet,* sobre a pressão arterial e composição corporal em indivíduos normotensos e pré-hipertensos. *Arq Bras Cardiol* 2006 Abr.;86(4):289-96.
Arquivos Brasileiros de Cardiologia – www.scielo.br.

AVALIAÇÃO DA QUALIDADE DE VIDA PÓS-CIRURGIA CARDÍACA NA FASE I DA REABILITAÇÃO POR MEIO DO QUESTIONÁRIO MOS SF-36

O questionário de qualidade de vida do *Medical Outcome Study* Short *Form-36* (MOS SF-36) permite monitorizar a condição de saúde antes e após o tratamento instituído, sendo sensível à melhora clínica. O objetivo desse estudo foi avaliar a qualidade de vida de pacientes submetidos à cirurgia de revascularização do miocárdio e que participaram de um programa de reabilitação cardíaca, pela aplicação do questionário MOS SF-36.

Foram incluídos nesse estudo 24 indivíduos de ambos os sexos (15 homens e 9 mulheres) na faixa etária entre 23 e 77 anos (idade média 58 ± 6 anos) submetidos à cirurgia de revascularização do miocárdio, com quadro clínico estável e que participaram de um programa de reabilitação cardíaca fase I. O questionário foi aplicado em três momentos: antes da cirurgia, no 5º dia do pós-operatório e 2 meses após a cirurgia. Para a análise estatística foi utilizado o teste de Wilcoxon para amostras pareadas.

Observou-se queda dos seguintes parâmetros: Funcionamento do Organismo (p = 0,000), Limitação por Distúrbios Físicos (p = 0,002), Vitalidade (p = 0,003) e Dor (p = 0,000) após a cirurgia, havendo recuperação significativa 2 meses após (p = 0,008, p = 0,000, p = 0,000 e p = 0,000, respectivamente). Este estudo sugere que o questionário MOS SF-36 permite avaliar os benefícios da reabilitação cardíaca fase I, que proporcionou autoconfiança e retorno às atividades diárias.

Fonte: Gonçalves FDP et al. Avaliação da qualidade de vida pós-cirurgia cardíaca na fase I da reabilitação através do questionário MOS SF-36. *Rev Bras Fisioter* 2006;10(1):121-26.

REDUÇÃO DE HIPERTENSÃO ARTERIAL COM CONDICIONAMENTO FÍSICO

Achados de um novo estudo, usando monitorização ambulatorial da pressão arterial, confirmam que a atividade física reduz a pressão arterial nos pacientes com hipertensão, mesmo quando já estão sendo utilizados anti-hipertensivos.

Como relatado recentemente no *Clinical Journal of Sports Medicine*, o Dr. D. di Raimondo *et al.*, da Università degli Studi di Palermo, na Itália, avaliaram os efeitos de um programa de caminhada rápida de 6 semanas sobre a pressão arterial em 168 pacientes com hipertensão.

Foram considerados elegíveis para o estudo os participantes com hipertensão estágio I na classificação da OMS (140-159/90-99) tratada farmacologicamente, índices de massa corporal < 30 e que não tinham afecções patológicas que limitassem sua mobilidade.

As sessões de caminhada rápida, que se deram 3 vezes por semana, em média, foram conduzidas sob a orientação de um fisioterapeuta experiente.

Com o programa de exercícios, a pressão arterial sistólica ambulatorial em 24 horas caiu de 143,1 para 135,5 mmHg. Ao mesmo tempo, a pressão diastólica caiu de 91,1 para 84,8 mmHg.

Contrariamente a alguns outros artigos, sugerindo que o exercício corta a pressão arterial em maior escala nas mulheres que nos homens, o presente grupo de pesquisas verificou não haver diferenças baseadas no gênero.

Os resultados sustentam a recomendação de que o treinamento com exercícios seja uma etapa importante ou complementar no tratamento de indivíduos com elevações leves dos níveis da pressão arterial e que são altamente eficazes como acréscimo à terapia farmacológica.

Fonte: Pinto A, Raimondo DD, Tuttolomondo A *et al.* Twenty-four hour ambulatory blood pressure monitoring to evaluate effects on blood pressure of physical activity in hypertensive patients. *Clin J Sports Med* 2006;15:238-42.

EFEITOS DA ATIVIDADE FÍSICA E DO TRATAMENTO DO ESTRESSE NOS MARCADORES DE RISCO CARDIOVASCULAR EM PACIENTES COM DOENÇA CARDÍACA ISQUÊMICA

Estudos observacionais mostraram que fatores psicossociais estão associados a aumento do risco de morbidade e mortalidade cardiovasculares. Entretanto, os efeitos das intervenções comportamentais nos campos psicossocial e médico ainda não foram determinados. Com o objetivo de determinar os efeitos de dois programas comportamentais, um composto por treinamento físico aeróbico e outro de manejo do estresse, associados a cuidados médicos de rotina no desempenho social e nos marcadores de risco cardiovascular, James Blumenthal *et al.*, da Universidade de Duke, EUA, realizaram um estudo publicado na revista *JAMA*. Foram recrutados 134 pacientes (92 homens e 42 mulheres, com idade entre 40 e 84 anos), portadores de doença cardíaca isquêmica (DCI) e isquemia miocárdica induzida pelo exercício. Eles foram randomizados para receber três tipos de abordagem: acompanhamento médico de rotina (grupo 1); acompanhamento médico de rotina associado a treinamento físico aeróbico supervisionado, durante 35 minutos, 3 vezes por semana, por 16 semanas (grupo 2); ou acompanhamento médico de rotina mais treinamento de tratamento do estresse, 2 vezes por semana, com duração de uma hora e meia cada sessão, também durante 16 semanas (grupo 3). Os desfechos primários foram: medidas de desconforto global (*General Health Questionnaire*, GHQ) e depressão (*Beck Depression Inventory*, BDI) auto-relatadas; fração de ejeção do ventrículo esquerdo (FEVE) e anormalidades de movimento de parede (WMA); dilatação mediada pelo fluxo; controle autonômico cardíaco (variabilidade da freqüência cardíaca durante inspiração profunda e sensibilidade barorreflexa). Os pacientes dos grupos 2 e 3 apresentaram menores escores no BDI, quando comparados aos pacientes do grupo 1. Além disso, mostraram também menores reduções da FEVE durante testes de estresse mental. O treinamento físico anaeróbico e o de manejo do estresse foram associados a menores escores de WMA, em um subgrupo de pacientes que apresentavam anormalidades significativas ao início do estudo, quando comparados aos pacientes do grupo 1. Os participantes dos grupos 2 e 3 apresentaram um maior aumento da dilatação induzida pelo fluxo, quando comparados aos pacientes submetidos apenas a acompanhamento médico de rotina. Em um subgrupo de pacientes, aqueles em treinamento de tratamento do estresse mostraram melhores médias de sensibilidade barorreflexa quando comparados aos do grupo 1 e também aumento mais significativo da variabilidade da freqüência cardíaca.

Foi concluído que, em pacientes com DCI estável, o treinamento físico e de tratamento do estresse é capaz de reduzir o desconforto emocional e de melhorar os marcadores de risco cardiovascular, de uma maneira mais significativa do que, apenas, o acompanhamento médico de rotina.

Fonte: Blumenthal JA, Sherwood A, Babyak MA *et al.* Effects of exercise and stress management training on markers of cardiovascular risk in patients with ischemic heart disease: a randomized controlled trial. *JAMA* 2005 Apr. 6;293:1626-34.

ATIVIDADE FÍSICA NA DOENÇA ARTERIAL PERIFÉRICA E MORTALIDADE

Os pacientes com doença arterial periférica (DAP) que têm níveis mais altos de atividade física durante a vida diária apresentam risco mais baixo de mortalidade e de eventos cardiovasculares, em comparação àqueles com níveis mais baixos de atividade física, de acordo com achados recentemente publicados em *Circulation*.

A DAP da extremidade inferior afeta aproximadamente 8 milhões de pessoas nos EUA. Segundo a Dra. M. M. McDermott *et al.*, da Northwestern University, Chicago, Illinois, nos EUA, *a maioria dos pacientes com DAP fica inativa para evitar a dor de cãibras nas pernas.*

Os investigadores acompanharam 460 pacientes com DAP (média de idade de 71,9 anos) por 57 meses. Os pacientes foram entrevistados sobre sua atividade física em condições basais, e a equipe usou acelerômetros verticais para determinar a atividade física continuamente durante 7 dias em 225 participantes. Eles ajustaram as análises para alguns fatores de distorção.

No total, 134 pacientes (29%) morreram durante o acompanhamento, incluindo 75 (33%) do grupo de pacientes que usaram acelerômetros.

Os autores verificaram uma associação significativa entre níveis basais mais altos de atividade física determinados por acelerômetros verticais e mortalidade por todas as causas mais baixa ($p = 0{,}003$). A mortalidade total foi mais alta entre os pacientes no quartil mais baixo de atividade física medida pelo acelerômetro, em comparação àqueles no quartil mais alto (índice de risco de 3,48, $p = 0{,}019$).

Foram observados resultados semelhantes para o desfecho combinado de eventos cardiovasculares ou mortalidade cardiovascular ($p = 0{,}0005$). Números mais altos de lances de escadas subidos durante 1 semana se associaram à mortalidade total mais baixa ($p = 0{,}035$).

O benefício das intervenções para aumentar a atividade física teria que ser testado num ensaio clínico. Enquanto isso, os presentes achados sugerem que os médicos devam incentivar seus pacientes com DAP a aumentar sua atividade física durante a vida cotidiana.

Fonte: Garg PK, Tian L, Criqui MH *et al.* Physical activity during daily life and mortality in patients with peripheral arterial disease. *Circulation* 2006 July;114:242-48.

SEGURANÇA DE UM PROGRAMA DE TREINAMENTO FÍSICO PARA PACIENTES CARDÍACOS – RESULTADOS DO REGISTRO FRANCÊS DE COMPLICAÇÕES DURANTE A REABILITAÇÃO CARDÍACA

A reabilitação cardíaca é amplamente recomendada como um procedimento médico que reduz a mortalidade, mas a segurança cardiovascular do programa de treinamento físico não foi claramente determinada. Os dados publicados são retrospectivos ou desatualizados, visto que o manejo do paciente progrediu substancialmente nos últimos anos. O objetivo deste registro prospectivo foi determinar a taxa de complicação atual durante os exercícios realizados no curso da reabilitação cardíaca.

Este estudo foi conduzido pelo *Functional Evaluation and Cardiac Rehabilitation Working Group* (grupo de trabalho de reabilitação cardíaca e avaliação funcional) da sociedade francesa de cardiologia *(French Society of Cardiology)*. Durante o período de 1 ano, 65 centros de reabilitação cardíaca relataram que sérios eventos ocorreram durante ou 1 hora após o teste ergométrico ou uma sessão de treinamento. Eventos cardiovasculares graves foram validados por um comitê científico.

Foi incluído no estudo um total de 25.420 pacientes (78% homens; idade média de 61,3 anos). As indicações para reabilitação cardíaca foram pós-cirurgia cardíaca (*bypass* coronariano, 34,3%; cirurgia valvular, 18,4%); intervenção coronária percutânea recente (21,6%) e outras condições coronárias (13,2%) ou não (12,5%). A população do estudo foi submetida a 42.419 testes ergométricos e a 743.471 horas de treinamento físico. Vinte eventos cardíacos graves foram relatados: cinco foram relacionados a testes de esforço e quinze ao treinamento físico. A taxa de eventos foi de 1 por 8.484 testes ergométricos e de 1 por 49.565 horas de treinamento físico; a taxa de parada cardíaca foi de 1,3 por 1 milhão de horas de exercício. Não foram relatadas nem complicações fatais, nem desfibrilações emergenciais.

CONCLUSÃO. A freqüência de complicações cardiovasculares maiores durante treinamento físico supervisionado na França é muito baixa.

Fonte: Pavy B, Iliou MC, Meurin P *et al.* Safety of exercise training for cardiac patients: results of the french registry of complications during cardiac rehabilitation. *Arch Intern Med* 2006;166:2329-34.

@ PESQUISA NA WEB

ARTIGOS *ON-LINE* (BIBLIOTECA SCIELO)

Acesso *on-line* ao texto completo

Umpierre D, Stein R
Efeitos hemodinâmicos e vasculares do treinamento resistido: implicações na doença cardiovascular.
Arq Bras Cardiol 2007 Out.;89(4):256-62.
Arquivos Brasileiros de Cardiologia – www.scielo.br
http://www.scielo.br/scielo.php?script=sci_arttext&pid=S0066-782X2007001600008&lng=pt&nrm=iso

Lunelli RP *et al.*
Atividade sexual pós-infarto do miocárdio: tabu ou desinformação?
Arq Bras Cardiol 2008 Mar.;90(3):172-76
http://www.scielo.br/scielo.php?script=sci_arttext&pid=S0066-782X2008000300003&lng=pt&nrm=iso

Pinheiro CHJ *et al.*
Modificação do padrão respiratório melhora o controle cardiovascular na hipertensão essencial
Arq Bras Cardiol 2007 Jun.;88(6)651-59.
http://www.scielo.br/scielo.php?script=sci_arttext&pid=S0066-782X2007000600005&lng=pt&nrm=iso

Sasaki JE, Santos MG
O papel do exercício aeróbico sobre a função endotelial e sobre os fatores de risco cardiovasculares
Arq Bras Cardiol 2006 Nov.;87(5):e226-e231.
http://www.scielo.br/scielo.php?script=sci_arttext&pid=S0066-782X2006001800036&lng=pt&nrm=iso

Carvalho RT *et al.*
Exercício resistido na avaliação da disfunção endotelial na insuficiência cardíaca
Arq Bras Cardiol 2006 Jun.;86(6):459-65.
http://www.scielo.br/scielo.php?script=sci_arttext&pid=S0066-782X2006000600008&lng=pt&nrm=iso

Dutra LN *et al.*
Estimativa do gasto energético da caminhada
Rev Bras Med Esporte 2007 Out.;13(5);321-26.
http://www.scielo.br/scielo.php?script=sci_arttext&pid=S1517-86922007000500008&lng=pt&nrm=iso

Marino DM *et al.*
Teste de caminhada de seis minutos na doença pulmonar obstrutiva crônica com diferentes graus de obstrução
Rev Bras Med Esporte 2007 Abr.;13(2):103-6.
http:www.scielo.br/scielo.php?script=sci_arttex&pid=S1517-86922007000200007&lng=pt&nrm=iso

Rosoky RMA, Wolosker N, Puech-Leão P
Performance of patients with intermittent claudication undergoing physical training, with or without an aggravation of arterial disease: retrospective cohort study
Clinics 2006;61(6):535-38.
Clinics – www.scielo.br
http://www.scielo.br/scielo.php?script=sci_arttext&pid=S1807-59322006000600008&lng=en&nrm=iso

Borghi-Silva A *et al.*
The influences of positive end expiratory pressure (PEEP) associated with physiotherapy intervention in phase I cardiac rehabilitation
Clinics 2005 Dec.;60(6):465-72.
http://www.scielo.br/scielo.php?script=sci_arttext&pid=S1807-59322005000600007&lng=en&nrm=iso

Farinatti PTV *et al.*
Programa domiciliar de exercícios: efeitos de curto prazo sobre a aptidão física e pressão arterial de indivíduos hipertensos
Arq Bras Cardiol 2005 Jun.;84(6):473-79.
http://www.scielo.br/scielo.php?script=sci_arttext&pid=S066-782X2005000600008&lng=pt&nrm=iso

D'Assunção W *et al.*
Respostas cardiovasculares agudas no treinamento de força conduzido em exercícios para grandes e pequenos grupamentos musculares
Rev Bras Med Esporte 2007 Abr.;13(2);118-22.
http://www.scielo.br/scielo.php?script=sci_arttext&pid=S1517-86922007000200010&lng=pt&nrm=iso

Moraes RS *et al.*
Diretriz de reabilitação cardíaca
Arq Bras Cardiol 2005 Maio;84(5).
Arquivos de Cardiologia – www.scielo.br

ARTIGOS *ON-LINE* (INTERNACIONAIS)

Acesso *on-line* ao texto completo

Cardiac rehabilitation program-attendance after coronary artery bypass surgery

Higgins RO, Murphy BM, Goble AJ *et al.*
Med J Aust 2008;188(12):712-14.
http://www.mja.com.au/public/issues/188_12_160608/hig10391_fm.html

Physical activity for people with cardiovascular disease: recommendation of the National Heart Foundation of Australia

Briffa TG, Maiorana A, Sheerin NJ *et al.*
Med J Aust 2006;184(2):71-75.
http://www.mja.com.au/public/issues/184_02_160106/bri10727_fm.html

ACSM/AHA Physical Activity and Public Health Recommendation for Adults – 2007

http://circ.ahajournals.org/cgi/reprint/circulationaha.107.185649

ACSM/AHA Physical Activity and Public Health Recommendation for Older Adults – 2007

http://circ.ahajournals.org/cgi/reprint/circulationaha.107.185650

Resistance exercise in individuals with and without cardiovascular disease 2007

http://circ.ahajournals.org/cgi/reprint/circulationaha.107.185214

AHA/AACVPR Core Components of Cardiac Rehabilitation/Secondary Prevention Programs 2007

http://circ.ahajournals.org/cgi/content/full/115/20/2675

High risk-factor level and low risk-factor knowledge in patients not accessing cardiac rehabilitation after acute coronary syndrome

Redfern J, Ellis ER, Briffa T *et al.*
Med J Aust 2007;186(1):21-25.
Medical Journal of Australia – www.mja.com.au
http://www.mja.com.au/public/issues/186_01_010107/red10302_fm.html

The metabolic syndrome and the immediate antihypertensive effects of aerobic exercise: a randomized control design

Pescatello LS, Blanchard BE, Van Hees Jl *et al.*
BMC Cardiovasc Disord 2008 June 10;8:12.
http://www.biomedcentral.com/1471-2261/8/12

Effect of intensity of aerobic training on VO_{2max}

Gormley SE, Swain DP, High R *et al.*
Med Sci Sports Exerc 2008;40(7):1336-43.
http://www.medscape.com/viewarticle/576846 (Posted 07/31/2008)

Vigorous exercise, fitness and incident hypertension, high cholesterol, and diabetes

Williams PT
Med Sci Sports Exerc 2008;40(6):998-1006.
http://www.medscape.com/viewarticle/575313 (Posted 06/23/2008)

Cardiocirculatory and metabolic responses at different walking intensities

> *Data on appropriate training intensities for walking vary in the literature, and published test procedures only partly allow training recommendations to be derived. Approaches using an incremental treadmill walking test (ITWT) as the basis for individual training recommendations are rare. An ITWT is applicable for deriving individual intensity recommendations for walking training. The most promising intensity is 80% of the maximal velocity reached during ITWT.*

Schwarz M, Urhausen A, Schwarz L *et al.*
Br J Sports Med 2006;40:64-67.
http://bjsm.bmj.com/cgi/content/full/40/1/64

Comparison of once weekly and twice-weekly strength training in older adults

> *"Normal ageing results in a gradual reduction in muscle strength. Previous research has shown that once-weekly training with three sets is effective in improving strength in older adults. It would be more practical and efficient for older adults to train once a week with one set if this would provide similar strength gains. One set of exercises performed once weekly to muscle fatigue improved strength as well as twice a week in older adults, and may possibly be the minimal quantity of strength training required to have beneficial effects to offset the declines in strength seen in older adults."*

DiFrancisco-Donoghue J, Werner W, Douris PC *et al.*
Br J Sports Med 2007;41:19-22.
http://bjsm.bmj.com/cgi/content/full/41/1/19

Light to moderate physical activity associated with lower risk of in older adults

News Author: Michael O'Riordan
CME Author: Charles Vega, MD
http://www.medscape.com/viewarticle/578775

Physical activity levels during phase IV cardiac rehabilitation in a group of male myocardial infarction patients

> *Epidemiological research shows a powerful connection between enhanced aerobic fitness and reduction in coronary heart disease mortality. Furthermore, sufficient amounts of leisure time energy expenditure have been shown to improve aerobic fitness, and slow the progression of and show some regression in coronary artery disease. This study demonstrated that male myocardial infarction patients' levels and patterns of physical activity appear stable during the first 16 weeks of phase IV cardiac rehabilitation. However, in general their levels of gross energy expenditure, through physical exertion, were not sufficient to enhance their aerobic fitness or meet the required amounts found to reduce coronary artery disease.*

Woolf-May K, Bird S, Macintyre PD
Br J Sports Med 2005 Mar.;39:e12
http://bjsm.bmj.com/cgi/content/full/39/3/e12

Can adoption of regular exercise later in life prevent metabolic risk for cardiovascular disease

Petrella RJ, Lattanzio CN, Demeray A *et al.*
Diabetes Care 2005 Mar. 1;28(3):694-701.
http://care.diabetesjournals.org/cgi/content/full/28/3/694

Rehabilitación cardíaca em población pediátrica

Ilarraza LH, Quiroga P, Rius SMD
Arch Cardiol Mex 2008;78(2):129-33.
http://medigraphic.com/espanol/em-inici.htm
http://www.medigraphic.com/espanol/e-htms/e-archi/e-ac2008/e-ac08-2/em-ac082a.htm

Impacto de la rehabilitación cardíaca en el perfil de riesgo coronário

Ilarraza LH
Arch Cardiol Mex 2007;77(Suppl 4):48-55.
http://medigraphic.com/espanol/e-htms/e-archi/e-ac2007/e-acs07-4/em-acs074i.htm

Rehabilitación en pacientes con transplante

Ilarraza LH
Arch Cardiol Mex 2006;76(3):251-56.
http://medigraphic.com/espanol/e-htms/e-archi/e-ac2006/e-ac06-3/em-ac063a.htm

Prevalence of hostility in young coronary artery disease patients and effects of cardiac rehabilitation and exercise training

Lavie CJ, Milani RV
Mayo Clin Proc 2005;80:335-42.
http://www.mayoclinicproceedings.com/inside.asp?aid=853&uid=

SITES DE REFERÊNCIA

California Society for Cardiac Rehabilitation
www.cscr.org

Canadian Cardiac Rehabilitation Foundation
www.cardiacrehabilitation.ca

Cardiac Rehabilitation.net
www.cardiacrehabilitation.net

Cardiac Rehabilitation – UK
www.cardiacrehabilitation.org.uk

eMedicine: Exercise Prescription
www.emedicine.com/sports/topic146.htm

The Pulmonary and Cardiac Rehabilitation
www.aacvpr.org

CHECKLIST

BENEFÍCIOS DA ATIVIDADE FÍSICA EM PROGRAMAS DE PREVENÇÃO CARDIOVASCULAR PRIMÁRIA

- A atividade física regular é essencial para a manutenção da aptidão cardiovascular, redução sustentada do peso corporal, quando necessário, e manutenção da perda de peso adquirida.
- Estilo de vida fisicamente ativo é recomendado para reduzir o risco de doença cardiovascular. As pessoas devem incorporar atividade física nas atividades rotineiras, como caminhar, subir escadas e realizar atividades domésticas dentro e fora de casa.
- A prática regular de exercícios físicos é recomendada para todos os hipertensos, inclusive aqueles sob tratamento medicamentoso, pois reduz a pressão arterial sistodiastólica de forma significativa. Hipertensos em estágio 3 só devem iniciar o programa regular de exercícios físicos após o controle da pressão arterial.
- A atividade física regular constitui medida auxiliar para o controle das dislipidemias. A prática de exercícios aeróbicos promove redução dos níveis plasmáticos de triglicerídeos, aumento dos níveis de colesterol HDL, porém sem alterações significativas sobre as concentrações de colesterol LDL.

BENEFÍCIOS DA ATIVIDADE FÍSICA EM PACIENTES CORONARIOPATAS

- Existem vários mecanismos potenciais dos benefícios do exercício para pacientes portadores da doença arterial coronariana (DAC):
  - Melhora e redução da gravidade dos fatores de risco coronariano
  - Melhora da função do sistema nervoso autônomo.
  - Redução da progressão da aterosclerose coronariana.
  - Redução do risco de trombose.
  - Melhora da isquemia miocárdica.
- Indivíduos com disfunção ventricular, em recuperação de eventos cardiovasculares ou cirurgias, ou mesmo aqueles que apresentem sinais e sintomas com baixas ou moderadas cargas de esforço, devem ingressar em programas de reabilitação cardiovascular supervisionados, de preferência em equipe multidisciplinar.
- O programa deve incluir exercícios aeróbicos, como caminhadas, corridas leves, ciclismo ou natação. Os exercícios devem ser realizados de 3 a 6 vezes por semana, em sessões de duração de 30 a 60 minutos. Nas atividades aeróbicas recomenda-se como intensidade a zona-alvo situada entre 60 a 80% da freqüência cardíaca máxima estimada no teste ergométrico. Pode ser utilizada a escala subjetiva de esforço a fim de também estimar a intensidade dos exercícios. Exercícios de resistência muscular localizada podem ser utilizados, com sobrecargas de até 50% da força de contração voluntária máxima, porém como complemento ao treinamento aeróbico.

AVALIAÇÃO CARDÍACA ANTES DE INICIAR PROGRAMAS DE ATIVIDADE FÍSICA

- Além da avaliação clínica, deve ser realizado um teste ergométrico ou ergoespirométrico.
- A avaliação cardiorrespiratória de esforço deve ser indicada para os indivíduos que desejam desenvolver programas de exercícios estruturados ou atividades desportivas que exijam níveis de atividade física de alta intensidade.
- A avaliação cardiorrespiratória de esforço antes de inciar atividade física é indicada para pacientes selecionados que apresentem comorbidades, tais como a doença arterial coronariana ou alto risco para o desenvolvimento de doença cardiovascular.

FASES DA REABILITAÇÃO CARDÍACA

- *Fase 1:* aplica-se ao paciente internado. É o passo inicial em direção a uma vida ativa e produtiva. Atualmente deve incluir os pacientes submetidos às intervenções coronárias percutâneas (ICP) por técnica de balão ou implante de *stent*, cirurgias para valvopatia, cirurgias para cardiopatia congênita, transplante cardíaco, paciente com angina de peito de caráter estável e paciente com fatores de risco para doença coronariana. Esta fase destina-se também aos diabéticos, hipertensos, portadores de síndrome metabólica, nefropatas crônicos e pneumopatas crônicos, internados em hospitais em virtude de descompensação do quadro clínico; interessa, portanto, aos pacientes internados por descompensação clínica de natureza cardiovascular, pulmonar e metabólica. A Fase 1 é iniciada após o paciente ter sido considerado clinicamente compensado, como decorrência da otimização do tratamento clínico ou utilização de procedimento intervencionista. Devem predominar a combinação de exercício físico de baixa intensidade, técnicas para o controle do estresse e programas de educação em relação aos fatores de risco. A duração desta fase tem decrescido nos últimos anos, em decorrência de internações hospitalares mais curtas. É ideal que a equipe de profissionais seja composta por médico, fisioterapeuta, enfermeiro, nutricionista e psicólogo.

- *Fase 2:* é a primeira etapa extra-hospitalar. Inicia-se imediatamente após a alta e/ou alguns dias após um evento cardiovascular ou descompensação clínica de natureza cardiovascular, pulmonar e metabólica. Duração prevista: 3 a 6 meses, podendo, em algumas situações, se estender por mais tempo. Funciona com sessões supervisionadas pelo fisioterapeuta e/ou professor de educação física. O programa de exercícios deve ser individualizado, em termos de intensidade, duração, freqüência, modalidade de treinamento e progressão. Sempre devem existir recursos para a correta determinação da freqüência cardíaca e verificação de pressão arterial, além da possibilidade de eventual verificação da saturação de oxigênio, determinação da glicemia e monitorização eletrocardiográfica. Faz parte desta fase um programa educacional direcionado à modificação do estilo de vida, com ênfase na reeducação alimentar e estratégias para cessação do tabagismo. A reabilitação nesta fase tem como principal objetivo contribuir para o mais breve retorno do paciente às suas atividades sociais e laborais, nas melhores condições físicas e emocionais possíveis.

- *Fase 3:* duração prevista – 6 a 24 meses. Destina-se a atender imediatamente os pacientes liberados da fase 2, mas pode ser iniciada em qualquer etapa da evolução da doença, não sendo, obrigatoriamente, seqüência das fases anteriores. Portanto, pacientes de baixo risco que não participaram da fase 2 são bons candidatos. A supervisão de exercícios deve ser feita por profissional especializado em exercício físico (professor de educação física e/ou fisioterapeuta). Deve-se sempre contar com a coordenação geral de um médico e dispor de condições para eventual monitorização cardíaca e determinação da saturação de oxigênio. O principal objetivo é o aprimoramento da condição física, mas devem ser considerados, também, a necessidade de promoção de bem-estar (melhora da qualidade de vida) e demais procedimentos que contribuam para a redução do risco de complicações clínicas, como é o caso das estratégias para cessação do tabagismo e reeducação alimentar.

- *Fase 4:* é um programa a longo prazo, sendo de duração indefinida, muito variável. As atividades não são, necessariamente, supervisionadas, devendo ser adequadas à disponibilidade de tempo para a manutenção do programa de exercícios físicos e às preferências dos pacientes em relação às atividades desportivas recreativas. Nesta fase os pacientes, após cada avaliação médica, principalmente quando são submetidos a testes ergométricos, cuja periodicidade não deve exceder a um ano, devem ser avaliados e orientados na prática, sempre que possível, com algumas sessões supervisionadas de exercícios. Os objetivos principais desta fase são o aumento e a manutenção da aptidão física.

Fonte: Carvalho T *et al.* Reabilitação cardiopulmonar e metabólica: aspectos práticos e responsabilidades. *Rev Bras Med Esporte* 2005 Dez.;11(6):313-18. Revista Brasileira de Medicina do Esporte – www.scielo.br

Quadro 3-1. Estudos sobre a eficácia da reabilitação cardíaca em idosos

Wannamethee *et al.*, no *British Regional Heart Study,* registraram que em homens coronariopatas, com idade média de 63 anos, envolvidos em atividades físicas recreacionais, leves e moderadas, como natação, caminhadas, jardinagem, houve uma redução significativa na taxa de mortalidade por todas as causas, num acompanhamento de 5 anos; registraram também que atividades físicas mais vigorosas não modificaram para melhor as taxas de mortalidade observadas com atividades físicas de intensidades leve e moderada; com o condicionamento físico, metade da melhora do desempenho no exercício se deve ao aumento do débito cardíaco e a outra metade às adaptações periféricas que realmente melhoram a extração de oxigênio.

Lavie e Milani compararam os efeitos da reabilitação cardíaca com base em exercícios em pacientes idosos (> 70 anos) e mais jovens (< 55 anos) com doença arterial coronariana; pacientes mais jovens apresentaram maior melhora na capacidade aeróbia estimada, pico de VO_2 e pontuações totais de qualidade de vida; os pacientes idosos mostraram melhora ligeiramente significativa na capacidade aeróbica estimada, pico de VO_2 medido, pontuações total de função e de qualidade de vida, em comparação com valores basais no início do condicionamento físico.

Ståhle *et al.*, em um estudo randomizado e controlado em pacientes idosos (> 65 anos), mostraram, no grupo de exercícios, melhora significativas na capacidade para o exercício, sensações subjetivas de bem-estar e medidas de qualidade de vida, comparados com o grupo-controle, a capacidade para o exercício melhorou em média 17,3% em 3 meses no grupo de exercício, quando comparada a 2,9% no grupo-controle;

Hung *et al.* estudaram mulheres idosas com DAC que usaram duas abordagens de treinamento físico – exercício aeróbico somente e uma combinação de treinamento aeróbico e de força; os resultados mostraram significativas melhoras, em ambos os grupos, no pico de VO_2, distância de caminhada em 6 minutos, força nos membros inferiores e qualidade de vida emocional e global; o grupo de treinamento combinado também teve melhoras na força dos membros superiores e na qualidade de vida social e física.

Pollock *et al.* e Fiatarone *et al.*, em dois estudos em idosos, mostraram que o treinamento de força pode melhorar a força muscular e a resistência e a função neuromuscular em pacientes coronariopatas. O estudo de Fiatarone *et al.* mostrou que o exercício de resistência de alta intensidade pode combater a fraqueza muscular e a fragilidade física mesmo em indivíduos muito idosos.

Janssen e Polliffe publicaram, em 2006, um estudo que analisou a influência da atividade física em 1.045 idosos coronariopatas, dos sexos masculino e feminino, e concluíram que independente dos outros fatores de risco cardiovasculares (tabagismo e obesidade), o dispêndio energético de 4.000 kcal/semana em atividade física se relaciona com menor taxa de mortalidade por todas as causas, incluindo os muitos idosos.

Ricardo e Araújo fizeram e publicaram recentemente uma revisão sistemática que tinha como objetivo determinar o efeito da reabilitação cardíaca com ênfase no exercício (**RCEE**) sobre a mortalidade, fatores de risco modificáveis e qualidade de vida relacionada com a saúde em pacientes com doença arterial coronariana. Foram analisados apenas ensaios clínicos controlados e randomizados (**ECCR**) com acompanhamento igual ou superior a 6 meses, publicados entre 1990 e 2004. Utilizaram-se os critérios propostos pelo *Clinical Practice Guideline: cardiac rehabilitation* para julgar os estudos selecionados. Fizeram parte desta revisão 21 ECCR envolvendo 2.220 pacientes entre 49 e 63 anos (86% homens). A maioria dos ECCR apresentaram resultados favoráveis à RCEE para mortalidade total e cardíaca quando comparada aos cuidados usuais (controle). Esse fato também foi observado para os eventos de reinfarto e revascularização do miocárdio. Os resultados da RCEE sobre os fatores de risco modificáveis e a qualidade de vida não foram conclusivos quando comparados com a intervenção-controle, apesar de alguns estudos apresentarem diferenças estatísticas a favor da RCEE. Esta revisão confirma os benefícios da RCEE na abordagem terapêutica de coronariopatas, reduzindo suas taxas de mortalidade cardíaca e por todas as causas, além de contribuir para a diminuição da ocorrência de outros eventos coronarianos, como a revascularização miocárdica e taxa de reinfarto. Em relação aos fatores de risco modificáveis e à qualidade de vida, houve uma tendência favorável à utilização da RCEE; segundo Ricardo e Soares de Araújo, parece que o exercício físico regular *per se* constitui o principal responsável pelos resultados favoráveis da intervenção em relação aos desfechos.

Fontes:

Lavie CJ, Milani RV. Disparate effect of improving aerobic exercise capacity and quality of life after cardiac rehabilitation in Young and elderly coronary patients. *J Cardiopulm Rehabili* 2000;(20)235-49.

Lavie CJ, Milani RV, Littman AB. Benefits of cardiac rehabilitation and exercise training in secondary coronary prevention in the elderly. *J AM Coll Cardiol* 1993;22:678-83.

Fiatarone MA, O'Neill EF, Ryan ND *et al.* Exercise training and nutritional suplementation for physical fraity in very elderly people. *N Engl J Med* 1994;4(330):1769-75.

Ricardo DR, Araújo CGS. Reabilitação cardíaca com ênfase no exercício: uma revisão sistemática. *Rev Bras Med Esporte* 2006 Out.;12(5);279-85.

Stahel A, Mattson E, Ryden L *et al.* Improved physical fitness and quality of life following training of elderly patients after acute coronary events. *Eur Heart J* 1999;20:1475-84.

Wannamethee SG, Shaper AG, Walker M. Physical activity and mortality in older men with diagnosed heart disease. *Circulation* 2000;102:1358-63.

Estratificação de risco de pacientes com doença arterial coronariana para a prática de atividades físicas

Baixo risco	*Risco intermediário*	*Alto risco*
• Capacidade física > 7 METs • Ausência de isquemia • Função ventricular esquerda normal (FE > 50%) • Ausência de arritmias	• Isquemia no teste e/ou cintilografia • FE 35%-49% • Arritmias não-complexas	• Isquemia significativa no teste e/ou cintilografia • FE > 35% • Arritmias complexas • Capacidade física de 5 METs no TE limitado por sinal/sintoma

TE = teste ergométrico; METs = unidade metabólica equivalente a 3,5 mg/kg/min; FE = fração de ejeção.

4

TEMAS ESPECIAIS

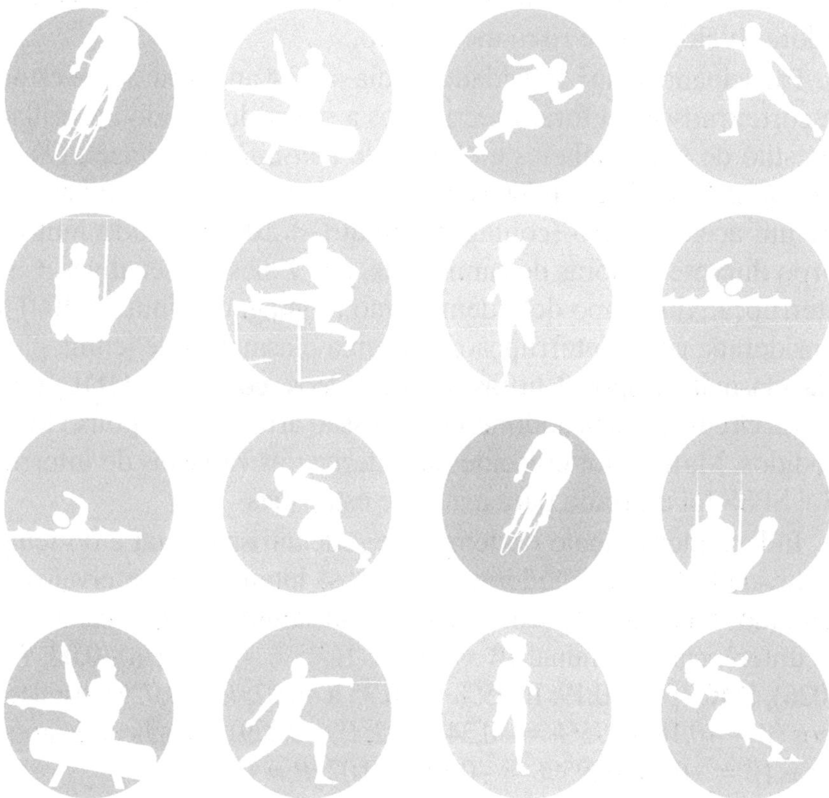

EVITAR PERÍODOS PROLONGADOS ININTERRUPTOS DE SEDENTARISMO PROPORCIONA EFEITOS BENÉFICOS SOBRE MARCADORES DE RISCO METABÓLICO

O tempo total de sedentarismo (ausência de movimento do corpo inteiro) associa-se à obesidade, ao metabolismo alterado da glicose e à síndrome metabólica. Além dos efeitos do tempo de sedentarismo total, a maneira pela qual este é acumulado também pode ser importante. Pesquisadores publicaram, recentemente, no *Diabetes Care*, um estudo em que examinaram a associação das interrupções de períodos prolongados de sedentarismo, medidos objetivamente, aos marcadores biológicos de risco metabólico.

Participantes (n = 168; idade média = 53,4 anos) para este estudo de corte transversal foram recrutados a partir do estudo australiano de estilo de vida, diabetes e obesidade (*Australian Diabetes, Obesity and Lifestyle Study* 2004-2005). O tempo de sedentarismo foi medido por um acelerômetro (contagem/minuto < 100) utilizado junto ao corpo durante as horas de caminhada, por 7 dias consecutivos. Cada interrupção do tempo de sedentarismo (contagem/minuto ≥ 100) foi considerada como interrupção. Glicemia plasmática de jejum, glicemia plasmática após 2 horas, triglicerídeos, colesterol HDL, peso, altura, circunferência abdominal e pressão arterial ao repouso foram medidos. MatLab foi utilizado para derivar as variáveis de interrupção; SPSS foi utilizado para a análise estatística.

Independentemente do tempo de sedentarismo total e do tempo de atividade física de moderada à vigorosa intensidade, intervalos aumentados do tempo de sedentarismo associaram-se, beneficamente, à circunferência abdominal (β = –0,16; IC95% = –0,31 a –0,02; *P* = 0,026), IMC (β = –0,19; IC95% = –0,35 a –0,02; *P* = 0,026), triglicerídeos (β = –0,18; IC95% = –0,34 –0,02; *P* = 0,029) e da glicemia após 2 horas (β = –0,18; IC95% = –0,34 a –0,02; *P* = 0,025).

Os pesquisadores concluíram que este estudo proporciona evidências da importância de se evitar períodos ininterruptos e prolongados do tempo de sedentarismo. Estes achados sugerem novas recomendações de saúde pública a respeito da interrupção do tempo de sedentarismo que sejam complementares às recomendações para atividade física.

Fonte: Healy GN, Dunstan DW, Salmon J *et al.* Breaks in sedentary time. *Diabetes Care* 2008;31:661-66.

EFEITO DE UM MÊS DE DESTREINAMENTO SOBRE A APTIDÃO FÍSICA RELACIONADA COM A SAÚDE EM PROGRAMA DE MUDANÇA DE ESTILO DE VIDA

O exercício físico induz adaptações hemodinâmicas/ventilatórias e neuromusculares que podem ser revertidas com a interrupção do mesmo. O presente estudo teve por objetivo avaliar o efeito do destreinamento sobre a aptidão física relacionada com a saúde. Foram avaliados 44 indivíduos de ambos os sexos, com idade de 57,6 ± 8,9 anos. O Protocolo de Mudança de Estilo de Vida Mexa-se Pró-Saúde, com orientação nutricional e exercícios físicos supervisionados, teve duração de 9 meses e envolveu exercícios aeróbicos, de resistência muscular localizada e flexibilidade, com duração de 80 minutos/sessão, em cinco sessões semanais. Foram selecionados os indivíduos que obtiveram freqüência mínima de 3 vezes/semana. O período de interrupção do treinamento foi de 1 mês.

Foram avaliados peso (kg) e estatura (m) e calculado o Índice de Massa Corporal (IMC = kg/m^2), e realizados testes motores para flexibilidade (FLEX), força de membros inferiores (FMI) e superiores (FMS) e consumo máximo de oxigênio ($VO_{2máx.}$) no início do programa (MI), após 9 meses de treinamento (MT) e após pausa de 1 mês (MD). O tratamento estatístico utilizado foi ANOVA, com nível de significância de 5%, e o teste de Tukey para a localização das diferenças entre os grupos, quando a mesma foi constatada.

Os resultados mostraram que ganhos significativos de 22 e 7% na força de membros inferiores e $VO_{2máx}$, respectivamente, alcançados com o treinamento foram mantidos após a interrupção do programa por um mês; enquanto que o aumento de 8% na flexibilidade retornou aos níveis basais após o período de destreinamento.

Conclui-se que, embora mantidos os ganhos de força de membros inferiores e a capacidade aeróbica adquiridos, 1 mês de destreinamento foi suficiente para perder a flexibilidade conquistada.

Fonte: Michelin E, Coelho CF, Burini RC. Efeito de um mês de destreinamento sobre a aptidão física relacionada à saúde em programa de mudança de estilo de vida. *Rev Bras Med Esporte* 2008 Jun.;14(3):192-96.

Revista Brasileira de Medicina do Esporte – www.scielo.br (acesso *on-line* ao texto completo).

INTERVENÇÕES PARA PROMOÇÃO DA PRÁTICA DE CAMINHADA

David Ogilvie *et al.*, da Universidade de Oxford no Reino Unido, realizaram revisão sistemática da literatura para avaliar os efeitos de intervenções, com o objetivo de promoção da prática de caminhada, em níveis individual e populacional.

Foram pesquisados 25 bancos de dados eletrônicos, *websites*, listas de referências e revisões sistemáticas já existentes. Foram selecionados estudos controlados que avaliaram os efeitos de qualquer tipo de intervenção na distância caminhada, os efeitos entre diferentes categorias de poder aquisitivo e qualquer efeito associado na prática global de atividade física, condicionamento, fatores de risco para doenças, saúde e bem-estar.

Foram incluídos 19 estudos randomizados e controlados e 29 não-randomizados. Intervenções foram realizadas objetivando as necessidades individuais e enfocando os indivíduos mais sedentários ou mais motivados a mudar.

As intervenções foram aplicadas tanto individualmente (aconselhamento breve, telecomunicação) ou em domicílio (contato individualizado), quanto por meio de grupos, encorajando as pessoas a caminhar mais, embora sustentabilidade, generalização e benefícios clínicos dessas abordagens sejam incertos. Evidências de eficácia de intervenções, aplicadas em locais de trabalho, escolas, comunidades, dependem tipicamente de estudos isolados ou análises de subgrupos.

As intervenções mais bem-sucedidas podem aumentar a prática de caminhada, em participantes abordados, em cerca de 30 a 60 minutos por semana, pelo menos a curto prazo. A partir de uma perspectiva de melhoria da saúde da população, muitas pesquisas atualmente fornecem evidências de eficácia, em vez de eficiência. Intervenções que promovem a prática de caminhada podem contribuir para o aumento da prática de atividade física, entre os indivíduos mais sedentários.

Fonte: Ogilvie D, Foster CE, Rothnie H *et al.* Interventions to promote walking: systematic review. *Br Med J* 2007;334:1204.
http://www.bmj.com/cgi/content/full/334/7605/1204 (acesso *on-line* ao texto completo).

APTIDÃO CARDIORRESPIRATÓRIA E ADIPOSIDADE COMO PREDITORES DE MORTALIDADE EM ADULTOS IDOSOS

Os níveis de atividade física e a capacidade aeróbica declinam com a idade, e a prevalência da obesidade tende a aumentar com a mesma. A aptidão cardiorrespiratória é considerada o componente da aptidão física relacionado com a saúde, que descreve a capacidade de os sistemas cardiovascular e respiratório fornecerem oxigênio durante uma atividade física contínua. O risco de morbimortalidade por doenças crônico-degenerativas tem sido associado a baixos níveis de aptidão cardiorrespiratória e atividade física. Uma baixa aptidão cardiorrespiratória é considerada fator de risco independente para o óbito por todas as causas, mas principalmente por doença coronariana. A aptidão cardiorrespiratória pode atenuar os riscos à saúde, e uma possível explicação reside nas diferenças na gordura abdominal independentemente do IMC.

Pesquisadores americanos realizaram um estudo, com o objetivo de determinar a associação entre aptidão cardiorrespiratória, adiposidade e mortalidade em adultos idosos. Participou do estudo uma coorte de 2.603 adultos com idade superior ou igual a 60 anos (idade média de 64,4 [desvio-padrão: 4,8] anos; 19,8% de mulheres), envolvida no *Aerobics Center Longitudinal Study*, que completou um exame de saúde basal entre 1979-2001. **A aptidão foi avaliada por um teste de exercício máximo, e a adiposidade foi avaliada por índice de massa corporal (IMC), circunferência da cintura e percentual de gordura corporal.** A baixa aptidão foi definida como o quinto inferior da distribuição sexo-específica da duração do teste de exercício máximo em esteira mecânica. As distribuições de IMC, circunferência de cintura e percentual de gordura corporal foram agrupadas para análise de acordo com as diretrizes clínicas. Foi medida a mortalidade de todas as causas até 31 de dezembro de 2003. **Os autores concluíram que nesta população de estudo, a aptidão foi um preditor significativo de mortalidade em adultos idosos, independentemente da adiposidade total ou abdominal.** Afirmaram que os clínicos deveriam considerar a importância de preservar a capacidade funcional, recomendando atividade física regular para indivíduos mais velhos, com peso normal ou acima do peso. Segundo Sui *et al.*, o segredo para os idosos reduzirem os riscos de morte é a prática regular de atividades físicas, por exemplo, uma caminhada diária de 30 minutos.

Fonte: Sui X, Lamonte MJ, Laditka JN *et al.* Cardiorespiratory fitness and adiposity as mortality predictors in older adults. *JAMA* 2007;298(21):2507-16.

NÍVEIS DE TESTOSTERONA MAIS BAIXOS E DECLÍNIO NA *PERFORMANCE* FÍSICA E FORÇA MUSCULAR EM HOMENS IDOSOS

Declínios progressivos nos níveis séricos de testosterona ocorrem paralelamente ao declínio cognitivo na *performance* física e força muscular em homens mais velhos, embora as descobertas não sejam conclusivas. Schaap *et al.* examinaram a possibilidade de os níveis de testosterona serem associados ao declínio, em 3 anos, na *performance* física e força muscular em homens idosos.

Dados longitudinais estavam disponíveis para 486 homens (idade média 74,9 anos, DP 6,4) do *Longitudinal Ageing Study Amsterdam* (LASA) e 1.071 homens com funções boas (idade média 73,7 anos, DP 2,8) do estudo *Health, Ageing and Body Composition* (Health ABC).

Foram estudadas mudanças, em 3 anos, no escore de *performance* física e força de preensão de acordo com as categorias dos níveis de testosterona total (TT) e de testosterona livre (FT).

A mudança média, em 3 anos, na *performance* física foi de –1,1 (DP 2,7, –13,6%) no LASA, e –0,3 (DP 1,5, –2,9%) no Health ABC. A mudança média em 3 anos na força de preensão foi de –9,7 kg (DP 12,2, –13,2%) no LASA, e –4,4 kg (DP 11,4, –5,8) no Health ABC. Níveis baixos de TT não foram associados ao declínio físico ou ao declínio na força muscular [p. ex., mudança média na *performance* física –1,09 (DP 0,26) no quartil mais baixo (Q1), e –0,88 (0,24) no quartil mais alto (Q4) da testosterona no LASA, e –0,26 (0,07) *vs.* 0,36 (0,11) no Health ABC]. Resultados similares foram encontrados para FT.

CONCLUSÃO. Níveis baixos de TT e FT não foram associados ao declínio, em 3 anos, na *performance* física ou ao declínio, no mesmo período de tempo, na força muscular nas duas amostras independentes de homens idosos.

Fonte: Schaap LA, Pluijm SMF, Deeg DJH *et al.* Low testosterone levels and decline in physical performance and muscle strength in older men: findings from two prospective cohort studies. *Clinical Endocrinology* 2008 Jan.;68(1):42-50.

FATORES RELACIONADOS COM AS RESPOSTAS DA TESTOSTERONA E DO CORTISOL AO TREINAMENTO DE FORÇA

Esse artigo visa revisar os resultados encontrados na literatura a respeito dos diversos fatores relacionados com a resposta hormonal aguda e crônica ao treinamento de força. Foi observado que existe uma estreita relação entre a treinabilidade de indivíduos submetidos ao treinamento de força e os níveis circulantes de testosterona nesses sujeitos. Além disso, outros parâmetros hormonais, tais como as razões entre a testosterona e sua proteína carreadora, e entre a testosterona com o cortisol, também foram relacionados com a capacidade de aumento de força.

Diversos fatores ligados à sessão de treino, além das características da população investigada, influenciam nas respostas hormonais aguda e crônica ao treinamento. Entre esses fatores, o volume e a intensidade são as principais variáveis ligadas à magnitude dessa resposta. A determinação de quais fatores possam estar estreitamente relacionados com a resposta hormonal ao treinamento de força pode ser importante para o estabelecimento de uma sessão de treino e uma periodização que otimize o ambiente anabólico determinado pelas concentrações de testosterona e cortisol, dessa forma maximizando os ajustes neuromusculares decorrentes desse tipo de treinamento.

Fonte: Cadore EL *et al.* Fatores relacionados com as respostas da testosterona e do cortisol ao treinamento de força. *Rev Bras Med Esporte* 2008 Fev.;14(1):74-78.

DESEMPENHO DA FORÇA EM IDOSAS APÓS DUAS INTENSIDADES DE EXERCÍCIOS AERÓBIOS

O objetivo do presente estudo foi comparar a influência aguda de duas intensidades de característica aeróbia, sobre o número de repetições numa sessão de treinamento de força (TF) em idosas fisicamente ativas.

Oito voluntárias (67,5 ± 4,8 anos; 58,6 ± 2,2 kg; 156 ± 5,9 cm), com experiência em ambas as atividades, realizaram 20 minutos de caminhada em esteira rolante com intensidades predeterminadas (60% ou 80% da $FC_{máx}$) e, imediatamente depois, realizaram uma sessão de TF nos exercícios de pressão de pernas, cadeira extensora e cadeira flexora. Para a determinação da carga foram conduzidos teste e reteste de 10 repetições máximas (10 RM) nos exercícios selecionados, e a $FC_{máx}$ foi determinada por teste de esforço máximo em esteira rolante, com protocolo de Balke-Ware. O número de repetições em cada série, após cada intensidade aeróbia, foi analisado pela ANOVA de medidas repetidas, seguido do teste *post-hoc* de Scheffé. O número total de repetições em cada exercício e o de repetições em cada seqüência foram analisados pelo teste *t-student* para as amostras dependentes.

Os resultados dos testes demonstraram reduções significativas no número total de repetições em toda a sessão de treinamento (somatório de todas as repetições de todos os exercícios). Também foram observadas reduções no número de repetições totais por exercício nas diferentes intensidades do treino de característica aeróbia, a 60% e 80% da $FC_{máx}$. Verificou-se também que após o exercício aeróbio realizado a 80%, todos os avaliados apresentaram maior grau de cansaço, expresso através da percepção subjetiva de esforço. Tal efeito inibitório ficou mais evidenciado pela análise interseqüencial, onde foi observado que a 80% da $FC_{máx.}$ ocorreu maior redução do desempenho da força. Conclui-se, então, que independentemente das intensidades estudadas, 20 minutos de treinamento aeróbio podem ser suficientes para provocar redução aguda no desempenho da força em idosas fisicamente ativas.

Fonte: Lemos A *et al.* Desempenho da força em idosas após duas intensidades do exercício aeróbio. *Rev Bras Med Esporte* 2008 Fev.;14(1):28-32.

RISCO DE QUEDAS, ATIVIDADE FÍSICA E DESEMPENHO FÍSICO ENTRE HOMENS IDOSOS

A prática de atividade física e o desempenho físico foram associados ao risco de quedas entre os idosos. Benjamin Chan *et al.*, da Universidade de Saúde e Ciência de Oregon nos EUA, realizaram estudo no qual examinaram a relação entre a prática de atividade física, o desempenho físico e o risco de quedas, em homens idosos; além disso, avaliaram também os tipos de atividade associados ao risco de queda.

O estudo incluiu 5.995 homens da comunidade, com idade igual ou superior a 65 anos. A ocorrência de quedas, no período entre 2000 e 2005, foi avaliada em até 17 questionários trianuais de acompanhamento por participante. O acompanhamento médio foi de 4,5 anos.

O risco médio de queda, nos primeiros quatro meses de acompanhamento, foi de 6,6%. O grupo de homens com maior grau de atividade física apresentou maior risco de queda do que aquele com homens menos ativos (risco relativo, RR, de 1,18). Os homens com maior força nos membros inferiores apresentaram risco de queda significativamente reduzido. A separação de componentes do nível de atividade física não mostrou associação entre o risco de queda e práticas de lazer, mas uma relação positiva com as atividades domésticas.

Fonte: Benjamin KS, Chan BKS, Marshall LM *et al.* Incident fall risk and physical activity and physical performance among older men: the osteoporotic fractures in men study. *Am J Epidemiol* 2007;165:696-703.

INFLUÊNCIA DE UM PROGRAMA DE ATIVIDADE FÍSICA DE LONGA DURAÇÃO SOBRE A FORÇA MUSCULAR MANUAL E A FLEXIBILIDADE CORPORAL DE MULHERES IDOSAS

O presente trabalho examinou a influência de um programa de exercícios físicos prolongados (dois anos) sobre a força muscular e a flexibilidade corporal de mulheres idosas (60-80 anos), não institucionalizadas, da Província de Salamanca (Espanha).

Participaram 32 sujeitos, escolhidos dentre os participantes do Programa de Revitalização Geriátrica desenvolvido pela Universidade de Salamanca. Os critérios para a escolha dos sujeitos foram: sexo feminino, idade entre 60 e 80 anos e terem participado de pelo menos 74% do programa de atividades físicas. Foram realizadas 174 sessões de atividade física, durante 58 semanas, com freqüência de 3 vezes por semana e duração de 50 a 55 minutos cada uma. No período do experimento foram realizadas quatro medidas da força muscular manual, por meio de manômetro de pressão, e da flexibilidade corporal, por meio do teste *Sit and Reach*. Os dados foram analisados por meio de ANOVA com medidas repetidas.

Tanto em relação à força muscular quanto à flexibilidade os dados apontam para a ausência de diferenças significativas (p = 0,005).

CONCLUSÃO. O programa contribuiu para a manutenção da força de preensão manual no período de 2 anos e, em relação à flexibilidade corporal, os dados indicam a necessidade de reprogramação dos exercícios destinados ao desenvolvimento de tal capacidade.

Fonte: Rebelatto JR *et al.* Influência de um programa de atividade física de longa duração sobre a força muscular manual e a flexibilidade corporal de mulheres idosas. *Rev Bras Fisioter* 2006;10(1):127-32.

EFEITOS DA HIDROTERAPIA NA RECUPERAÇÃO DO EQUILÍBRIO E PREVENÇÃO DE QUEDAS EM IDOSAS

A hidroterapia é utilizada para tratar doenças reumáticas, ortopédicas e neurológicas. Na atualidade, é alvo de investigações na recuperação do equilíbrio em idosos.

Avaliar o efeito de um programa de hidroterapia no equilíbrio e no risco de quedas em idosas.

Trata-se de um estudo quase experimental antes/depois sem grupo-controle. Foram avaliadas 25 idosas por meio de duas escalas, a Escala de Equilíbrio de Berg e *Timed Up & Go*. Posteriormente, foram submetidas a um programa de hidroterapia para equilíbrio, de baixa a moderada intensidade, que consistiu de três fases: fase de adaptação ao meio aquático, fase de alongamento e fase de exercícios estáticos e dinâmicos para equilíbrio. O programa foi aplicado durante 12 semanas, sendo duas sessões semanais com 40 minutos de duração cada sessão. As idosas foram reavaliadas após a 6ª e a 12ª semanas do programa de hidroterapia. Os dados foram analisados estatisticamente pelo teste *t*, para amostras pareadas, e pelo teste de Wilcoxon.

A hidroterapia promoveu aumento significativo do equilíbrio das idosas, avaliado por meio da Escala de Equilíbrio de Berg ($p < 0,001$) e teste *Timed Up & Go* ($p < 0,001$), e, ainda, redução do risco de quedas ($p < 0,001$), de acordo com o modelo de Shumway-Cook *et al.*

CONCLUSÃO. Pode-se sugerir que este programa de hidroterapia para equilíbrio aumentou o equilíbrio e reduziu o risco de quedas nas idosas.

Fonte: Resende SM, Rassi CM. Efeitos da hidroterapia na recuperação do equilíbrio e prevenção de quedas em idosas. *Rev Bras Fisioter* 2008 Fev.;12(1):57-63.

ATIVIDADE FÍSICA E ESTADO DE SAÚDE MENTAL DE IDOSOS

Benedetti *et al.* avaliaram a associação entre nível de atividade física e o estado de saúde mental de pessoas idosas. Inquérito de base populacional com amostragem probabilística, incluindo 875 idosos da cidade de Florianópolis, Santa Catarina, em 2002. Foram aplicados os questionários: Internacional de Atividades Físicas e *Brazil Old Age Schedule.* Os problemas de saúde mental avaliados foram depressão e demência, além da prática de atividade física total (lazer, ocupação, deslocamentos e serviços domésticos).

Após análises descritivas e bivariadas, realizou-se análise ajustada por meio de regressão logística, com ajuste para os fatores de atividade física total, atividade de lazer, escores de depressão e demência. Verificou-se associação estatisticamente significativa e inversa de demência e depressão com atividade física total e atividade física no lazer. A *odds ratio* ajustada para demência entre os sujeitos sedentários para atividade física total comparada à dos ativos foi de 2,74 (IC 95%: 1,85; 4,08), enquanto o respectivo valor para depressão foi de 2,38 (IC 95%: 1,70; 3,33).

CONCLUSÃO. Os resultados reforçam a importância de estilo de vida ativo para prevenção de problemas de saúde mental de idosos. Infere-se que a atividade física tem conseguido reduzir e/ou atrasar os riscos de demência, embora não se possa afirmar que a atividade física evita a demência.

Fonte: Benedetti TRB, Borges LJ, Petroski EL *et al.* Atividade física e estado de saúde mental de idosos. *Rev Saúde Pública* (São Paulo) 2008 Abr.;42(2). Revista de Saúde Pública – www.scielo.br (acesso *on-line* ao texto completo)

CAMINHADA OU VITAMINA B PARA COGNIÇÃO EM IDOSOS

Com o objetivo de examinar os efeitos do exercício aeróbico ou da suplementação de vitamina B na função cognitiva de idosos com comprometimento cognitivo leve (CCL), van Uffelen *et al.*, do Centro Médico Universitário TNO-VU, na Holanda, realizaram um estudo randomizado publicado recentemente.

Foram incluídos idosos da comunidade (n = 152), com idade entre 70 e 80 anos, portadores de CCL. Eles foram randomizados para receber duas intervenções: (1) programa de caminhada de moderada intensidade, 2 vezes por semana, em grupo (WP, n = 77), ou um programa e atividade em baixa intensidade como placebo (n = 75), durante um ano e (2) uso diário de pílula contendo ácido fólico 5 mg, vitamina B12 0,4 mg e vitamina B6 50 mg (FA/B12/B6, n = 78) ou placebo (n = 74), por um ano. O desfecho analisado foi a função cognitiva, determinada por testes neuropsicológicos, ao início e após 6 e 12 meses.

A freqüência média no programa de exercício foi de 63%, e a aderência média ao uso da suplementação foi de 100%. O sexo foi um modificador do efeito. Análises com intenção de tratar revelaram nenhum efeito para as duas intervenções. Em mulheres no programa WP, a atenção melhorou em 0,3 segundo, e a memória em 0,04 palavra (p = 0,006), para cada aumento de 1% na freqüência às sessões. Em homens com freqüência de pelo menos 75% às sessões, o programa levou à melhora da memória.

O programa de caminhada e/ou a suplementação com FA/B12/B6 não foram eficazes na melhora cognitiva, em um ano. No entanto, o programa de caminhada foi eficaz na melhora da memória, em homens, e da memória e atenção, em mulheres.

Fonte: van Uffelen JGZ, MJM Chinapaw, van Mechelen W *et al.* Walking or vitamin B for cognition in older adults with mild cognitive impairment? A randomised controlled trial. *Br J Sports Med* 2008;42:344-51.

LONGEVIDADE E FATORES MODIFICÁVEIS ASSOCIADOS

Quais são os fatores modificáveis que se associam a uma duração da vida de 90 anos ou mais e a função tardiamente na vida em homens?

Um estudo prospectivo com coortes de 2.357 homens saudáveis (média de idade de 72 anos) no *Physician's Health Study* (1981-2006) foi conduzido usando fatores biológicos e de estilo de vida e afecções co-mórbidas obtidos por auto-avaliação com questionários basais e anuais. A mortalidade e a incidência de doenças importantes foram confirmadas por revisão dos prontuários médicos. A função na idade avançada foi avaliada 16 anos depois do basal pelo *Medical Outcomes Study 36-Iten Short-Form Health Survey* (SF-36).

A média de idade na linha de base foi de 72 anos, a pressão arterial foi de 134/80 mmHg, 45% tinham hipertensão, 5% tinham angina, 4% tinham doença pulmonar obstrutiva crônica, 40% jamais haviam sido tabagistas, 36% tomavam um ou mais drinques/dia e cerca de 50% se exercitavam 2 vezes ou mais por semana. Um total de 970 homens sobreviveu até pelo menos 90 anos de idade. O tabagismo se associou a aumento do risco de mortalidade antes dos 90 anos de idade (*hazard ratio* [HR] de 2,10; intervalo de confiança [IC] de 95% de 1,75 a 2,51) e foram observadas associações semelhantes com diabetes (HR de 1,86; IC95% de 1,52 a 2,26), obesidade (HR de 1,44; IC95% de 1,10 a 1,90) e hipertensão (HR de 1,28; IC95% de 1,15 a 1,43). O exercício regular se associou a risco de mortalidade 30% mais baixo (HR de 0,62 a 0,83). A probabilidade de uma vida até os 90 anos aos 70 anos de idade foi de 54% na ausência de tabagismo, diabetes, obesidade, hipertensão ou estilo de vida sedentário. Variou de 36 a 22%, com dois fatores adversos, e foi desprezível (4%) com cinco. Em comparação com os não-sobreviventes, os homens com longevidade excepcional tinham estilo de vida mais saudável (67 *vs.* 53% tinham um fator adverso ou menos), tinham incidência mais baixa de doenças crônicas e eram 3-5 anos mais velhos no início da doença. Tinham melhor função física tardiamente na vida (escore médio ± DP [máximo de 100] de 73 ± 23 *vs.* 62 ± 30; p < 0,001) e de bem-estar mental (escore médio de 84 ± 14 *vs.* 81 ± 17; p = 0,03). Mais de 68% (*vs.* 45%) classificaram sua saúde como excelente ou muito boa e menos de 8% (*vs.* 22%) relataram saúde razoável ou ruim (p < 0,001 para a tendência). Exercício regular se associou à função física tardiamente na vida significativamente melhor, e tabagismo e sobrepeso com função significativamente pior. O tabagismo também se associou à diminuição significativa da função mental.

Comportamentos saudáveis modificáveis durante os primeiros anos da terceira idade, inclusive abstinência do tabagismo, controle do peso, controle da pressão arterial e exercício regular se associam não apenas a aumento da duração de vida nos homens, mas também à boa saúde e função durante a idade avançada.

Não somente nos países desenvolvidos, mas também em nosso meio tem aumentado a percepção de longevidade. À parte das limitações de extrapolações deste estudo, existe a confirmação de que hábitos saudáveis implicam não só em longevidade, mas também em uma maior qualidade de vida nesta fase fragilizada; além da percepção da necessidade de acompanhamento médico preventivo.

Fonte: Yates LB, Djoussé L, Kurth T *et al.* Exceptional longevity in men: modifiable factors associated with survival and function to age 90 years. *Arch Intern Med* 2008;168:284-90.

EFICÁCIA DE INTERVENÇÃO PARA A PROMOÇÃO DA PRÁTICA DE ATIVIDADE FÍSICA EM CRIANÇAS E ADOLESCENTES

Com o objetivo de revisar os dados publicados sobre a eficácia de intervenções, para a promoção de atividade física, em crianças e adolescentes, Esther Slujis *et al.*, do Hospital Addenbrooke, Reino Unido, realizaram revisão sistemática publicada recentemente.

Foram pesquisados os bancos de dados Pubmed, Psychlit, Ovid Medline, Sportdiscus e EMBASE. Dois pesquisadores analisaram os estudos de acordo com os seguintes critérios de inclusão: estudo controlado, com comparação de uma intervenção para a promoção de atividade física *versus* nenhuma intervenção, participantes com idade inferior a 18 anos, resultados com análises estatísticas de desfecho em relação à atividade física.

Foram encontrados 57 estudos, 33 voltados para crianças e 24 para adolescentes. Vinte e quatro trabalhos apresentaram alta qualidade metodológica, incluindo 13 estudos em crianças. As intervenções identificadas como eficazes atingiram um aumento de 2,6 a 283 minutos de educação física relativa à prática de atividade física, por semana. Entre as crianças, evidências limitadas de benefício foram observadas, em relação a intervenções direcionadas a crianças de populações com menor poder aquisitivo, bem como a intervenções ambientais. Evidências fortes foram encontradas para intervenções escolares com envolvimento da família ou da comunidade e intervenções multicomponentes para aumento da prática de atividade física, entre os adolescentes.

Algumas evidências foram encontradas para estratégias potencialmente eficazes que aumentassem os níveis de prática de atividade física, entre crianças. Para os adolescentes, as intervenções multicomponentes e aquelas que incluem a escola, família ou comunidade possuem potencial de levar a importantes diferenças no nível de atividade física devendo ser promovidas. A falta de avaliações de alta qualidade compromete a tomada de conclusões a respeito da eficácia, especialmente entre as crianças.

Fonte: *Br Med J* 2007;335:703.

AVALIAÇÃO DA FLEXIBILIDADE – VALORES NORMATIVOS DO FLEXITESTE AOS 91 ANOS DE IDADE

Identificar fatores biológicos e sociodemográficos atribuíveis à inatividade física em crianças de escolas públicas.

Foram estudadas, através de questionário auto-relatado pelos pais, 2.519 crianças (49,3% meninas), de 7 a 10 anos (média = 7,6 ± 0,9 ano), de oito escolas públicas da cidade de São Paulo. Aplicamos a análise de correspondência múltipla para identificar grupos de respostas relacionadas com padrões de atividade e inatividade física e a geração de uma escala satisfatória. A análise de agrupamento identificou os grupos de crianças ativas e inativas. A análise de curva ROC *(receiver operator characteristic)*, para o estudo das propriedades diagnósticas de uma escala simplificada de inatividade física derivada da escala ideal, mostrou o ponto de corte = 3 como o de melhor sensibilidade e especificidade, sendo utilizado como a variável de resposta no modelo de regressão. Um modelo hierárquico multivariado foi construído, assumindo variáveis categóricas como distais e proximais, adotando-se $p < 0{,}05$.

A inatividade física foi positivamente associada aos fatores determinantes biológicos, como sobrepeso, idade maior do que 7,5 anos, sexo feminino e bom apetite, e aos determinantes socioeconômicos, como freqüência de coleta de lixo menor do que duas vezes por semana e mães que trabalham fora de casa.

CONCLUSÃO. Os resultados são coerentes com os dados publicados sobre fatores determinantes de atividade e inatividade física na infância, indicando que questionários respondidos pelos pais, submetidos a uma análise estatística sofisticada, podem ser viáveis em estudos populacionais, envolvendo crianças com menos de 10 anos.

Fonte: Araújo CGS. Avaliação da flexibilidade: valores normativos do flexiteste dos 5 aos 91 anos de idade. *Arq Bras Cardiol* 2008 Abr.;90(4):280-87. Arquivos Brasileiros de Cardiologia – www.scielo.br

IMPACTO DA INGESTÃO DE ENERGIA, ATIVIDADE FÍSICA E PERDA DE PESO NA POPULAÇÃO EM GERAL SOBRE A MORTALIDADE POR DOENÇA CARDIOVASCULAR E DIABETES, 1980-2005

A crise econômica de Cuba entre 1989-2000 resultou em ingestão de energia reduzida, atividade física elevada e perda de peso sustentada na população em geral.

Os autores avaliaram a possível associação destes fatores com as tendências de mortalidade.

Dados sobre a ingestão diária de energia *per capita*, atividade física, perda de peso e tabagismo foram retirados de levantamentos nacionais e locais. Estatísticas de vida nacionais de 1980-2005 foram utilizadas para avaliar tendências em termos de mortalidade a partir de diabetes, doença coronariana, AVC, câncer e por todas as causas.

A crise reduziu a ingestão *per capita* diária de energia de 2.899 calorias para 1.863 calorias. Durante o período de crise, a proporção de adultos fisicamente ativos aumentou de 30 para 67%, e foi observada uma diminuição de 1,5 unidade na distribuição do índice de massa corporal, juntamente com uma mudança na distribuição das categorias do índice de massa corporal. A prevalência de obesidade diminuiu de 14 para 7%, a prevalência de sobrepeso aumentou 1%, e a prevalência de peso normal aumentou 4%. Durante 1997-2002 houve declínios nas mortes atribuídas ao diabetes (51%), doença coronariana (35%), AVC (20%) e por todas as causas (18%). Também foram observados aumentos modestos na taxa de mortalidade por todas as causas e uma eclosão de neuropatia entre os idosos.

CONCLUSÃO. Estes resultados sugerem que as medidas da população em geral projetadas para diminuir o estoque de energia, sem afetar a suficiência nutricional, podem levar a reduções na prevalência e mortalidade de diabetes e doença cardiovascular.

Fonte: Franco M, Orduñez P, Caballeros B *et al.* Impact of energy intake, physical activity, and population-wide weight loss on cardiovascular disease and diabetes mortality in Cuba, 1980-2005. *Am J Epidemiol* 2007;166(12).

DIFERENÇAS ENTRE OS SEXOS NA OXIMETRIA DE PULSO

As diferenças entre os sexos têm gerado interesse crescente nos últimos anos. Sabe-se que as mulheres e os homens apresentam diferenças em relação ao sistema respiratório: diferentes contagens de glóbulos vermelhos e concentrações plasmáticas de 2,3-DPG. Recentemente, diferenças adicionais foram observadas quanto à resposta ventilatória à hipoxia e ao exercício, bem como quanto à evolução de algumas doenças respiratórias.

Em um estudo conduzido por Ricart *et al.*, da Universidade de Barcelona, Espanha, foi observado que, durante o repouso e ao nível do mar, a saturação da hemoglobina pelo oxigênio, determinada por oximetria de pulso, é levemente maior em homens que em mulheres (98,6 *versus* 97,9%). Esses achados são consistentes com os de outros estudos, que encontraram diferenças entre os sexos quanto à PaO_2 transcutânea ou tecidual. A diferença não se relaciona com diferenças na ventilação; é modesta e não parece exercer grande influência no conteúdo arterial de oxigênio, porém, se combinada à diferença na afinidade da hemoglobina pelo oxigênio ou à diferença na taxa metabólica, pode ter um papel no curso dos esportes de competição de elite, situações de grandes altitudes e na avaliação de pacientes criticamente enfermos.

Estudos adicionais são necessários para se estabelecer grau, extensão c importância clínica dessas diferenças na saturação da hemoglobina.

Fonte: Ricart A, Pages T, Viscor G *et al.* Sex-linked differences in pulse oxymetry. *Br J Sports Med* 2008;42:620-21.

@ PESQUISA NA WEB

ARTIGOS *ON-LINE* (BIBLIOTECA SCIELO)

Acesso *on-line* ao texto completo

Takito MY, Neri LCL, D'Aquino Benício MH
Avaliação da reprodutibilidade e validade de questionário de atividade física para gestantes
Rev Bras Med Esporte 2008 Abr.;14(2):132-38.
http://www.scielo.br/scielo.php?script=sci_arttext&pid=S1517-86922008000200010&lng=pt&nrm=iso

Cristopoliski F *et al.*
Efeito transiente de exercícios de flexibilidade na articulação do quadril sobre a marcha de idosas
Rev Bras Med Esporte 2008 Abr.;14(2):139-44.
http://www.scielo.br/scielo.php?script=sci_arttext&pid=S1517-86922008000200011&lng=pt&nrm=iso

Silva A *et al.*
Equilíbrio, coordenação e agilidade de idosos submetidos à prática de exercícios físicos resistidos
Rev Bras Med Esporte 2008 Abr.;14(2):88-93.
http://www.scielo.br/scielo.php?script=sci_arttext&pid=S1517-86922008000200001&lng=pt&nrm=iso

Monteiro WD *et al.*
Respostas cardiovasculares agudas ao exercício de força realizado em três diferentes formas de execução
Rev Bras Med Esporte 2008 Abr.;14,(2):94-98.
http://www.scielo.br/scielo.php?script=sci_arttext&pid=S1517-86922008000200002&lng=pt&nrm=iso

Ribeiro JL, Oliveira AR
Efeitos do exercício e do treinamento físico na hemostasia
Rev Bras Hematol Hemoter 2005 Jul./Set.;27(3):213-220.
www.scielo.br

Araújo SRC, Mello MT, Leite JR
Transtornos de ansiedade e exercício físico
Rev Bras Psiquiatr 2007 Jun.;29(2):164-171.
www.scielo.br

Antunes HKM, Stella SG, Santos RF *et al.*
Escores de depressão, ansiedade e qualidade de vida em idosos após um programa de exercícios aeróbios
Rev Bras Psiquiatr 2005 Dez.;27(4):266-71
www.scielo.br

ÍNDICE REMISSIVO

A

- Abuso
  - de hormônios, 11
    - em adolescentes, 11
    - em adultos, 11
- Aclimatação
  - de esportistas, 7
    - em climas quentes, 7
      - protocolo de, 7
- Adiposidade
  - e mortalidade, 101
    - em adultos idosos, 101
- Adolescente(s)
  - rastreamento em, 9
    - utilidade do, 9
    - custo-benefício do, 9
  - abuso em, 11
    - de hormônios, 11
  - LiVFC em, 34
    - obesos, 34
    - não-obesos, 34
  - esforço em, 36
    - resposta da PA ao, 36
      - com sobrepeso, 36
      - com obesidade, 36
  - TCP em, 37
    - $VO_{2máx}$ determinados pelo, 37
      - proposta de classificação, 37
  - fatores de risco cardiovascular em, 38
    - associações a, 38
      - aptidão cardiorrespiratória e, 38
  - PA em, 39
    - no TE, 39
  - TE em, 39
    - maior tolerância, 39
      - com protocolo em rampa, 39
  - prática de atividade física em, 111
    - promoção da, 111
      - eficácia de intervenção para, 111
- Adulto(s)
  - abuso em, 11
    - de hormônios, 11
  - com cardiopatia congênita, 55
    - mortalidade em, 55
      - TE prediz a, 55
  - idosos, 101
    - mortalidade em, 101
      - aptidão cardiorrespiratória na, 101
      - adiposidade na, 101
- Aptidão
  - cardiorrespiratória, 38, 101
    - e fatores de risco cardiovascular, 38
      - em adolescentes, 38
    - e mortalidade, 101
      - em adultos idosos, 101
  - física, 99
    - efeito na saúde, 99
      - de um mês de destreinamento, 99
        - em programa de mudança de estilo de vida, 99
- Arteriografia
  - coronariana, 30
    - comparação com, 30
      - do TE precoce após IM, 30

Atleta(s)
veteranos de maratona, 3
fibrose miocárdica em, 3
evidências bioquímicas de, 3
MPH em, 4
prevalência de, 4
triagem de, 4
morte súbita em, 10, 25
redução de, 10
triagem na, 10
com idade inferior a 35 anos, 25
causas de, 25
com idade superior a 35 anos, 26
causas de, 26
coração do, 24
síndrome de, 24

B

Betabloqueador(es)
na hipertensão arterial, 53
sistêmica, 53
por exercício, 53

C

Caminhada
teste de, 49
em corredor longo, 49
desempenho no, 49
e mortalidade, 49
e DCV, 49
e limitação de movimentos, 49
e deficiência, 49
prática de, 100
intervenções par promoção da, 100
para cognição, 109
em idosos, 109
Cardiologia
desportiva, 1-26
avaliação cardiovascular, 2
antes de esportes competitivos, 2
fibrose miocárdica, 3
em veteranos de maratona, 3
MPH, 4
em atletas, 4
eventos cardiovasculares, 5
na copa do mundo da Alemanha, 5
características de corredores de longa distância, 6
cardíacas, 6
metabólicas, 6
protocolo de aclimatação, 7
em climas quentes, 7
redução na gordura corporal, 8
no triatlo de ultra-resistência, 8
rastreamento em adolescente, 9
utilidade do, 9
custo-benefício do, 9
morte súbita em atletas, 10
triagem na redução de, 10
abuso de hormônios, 11
em adolescentes, 11
em adultos, 11
checklist, 23
efeitos cardiovasculares agudos, 23
síndrome de coração do atleta, 24
causas de morte súbita em atletas, 25
idade inferior a 35 anos, 25
idade superior a 35 anos, 26
Cardiopatia
congênita, 55
adultos com, 55
TE prediz mortalidade em, 55
Checklist
na cardiologia desportiva, 23
efeitos cardiovasculares agudos, 23
do exercício físico, 23
coração do atleta, 24
síndrome de, 24
causas de morte súbita em atletas, 25, 26
idade inferior a 35 anos, 25
idade superior a 35 anos, 26
na ergometria, 67
indicações do TE, 67
convencional, 67
TE especial, 68
associado a outros métodos, 68
contra-indicações, 68
do TE, 68
na reabilitação cardíaca, 89
benefícios da atividade física, 89

na prevenção cardiovascular primária, 89
em pacientes coronariopatas, 90
avaliação cardíaca, 91
antes da atividade física, 91
fases da reabilitação, 92
Check-up
cardiológico, 51
eletrocardiografia no, 51
TE no, 51
Cintilografia
de perfusão miocárdica, *ver CM*
Clima(s)
quentes, 7
protocolo de aclimatação em, 7
de esportistas, 7
CM (Cintilografia de Perfusão Miocárdica)
TE comparado a, 31, 40
na predição de eventos cardiovasculares no, 31
de paciente muito idoso, 31
na identificação de isquemia, 40
na DAC em diabéticas, 40
tipo 2 assintomáticas, 40
Cognição
em idosos, 109
caminhada para, 109
vitamina B para, 109
Colesterol
HDL, 71
níveis séricos de, 71
efeitos do treinamento aeróbio nos, 71
Composição
corporal, 75
de indivíduos normotensos, 75
efeitos na, 75
de exercício físico não-supervisionado, 75
de indivíduos pré-hipertensos, 75
efeitos na, 75
de exercício físico não-supervisionado, 75
Condicionamento
físico, 77
redução com, 77
de hipertensão arterial, 77
Consumo
máximo de oxigênio
valor de, *ver* $VO_{2máx}$
de oxigênio, 46
pós-exercício, 46
de força, 46
aeróbio, 46
Coração
do atleta, 24
síndrome de, 24
Corredor(es)
de longa distância, 6
características de, 6
no ambulatório de cardiologia do esporte, 6
cardíacas, 6
metabólicas, 6
longo, 49
teste de caminhada em, 49
desempenho no, 49
e mortalidade, 49
e DCV, 49
e limitação de movimentos, 49
e deficiência, 49
Corrida
intensidade da, 8
e redução na gordura corporal, 8
no triatlo de ultra-resistência, 8
Cortisol
resposta do, 103
ao TF, 103
fatores relacionados, 103
Criança(s)
TE em, 39
maior tolerância, 39
com protocolo em rampa, 39
prática de atividade física em, 111
promoção da, 111
eficácia de intervenção para, 111

D

DA (Indivíduos Diabetes Tipo 2 Fisicamente Ativos)
identificação do LA em, 45

DAC (Doença Arterial Coronariana)
mortalidade por, 28
em pacientes diabéticos, 28
resposta eletrocardiográfica na, 28
em diabéticas tipo 2 assintomáticas, 40
estudo comparativo na identificação de isquemia, 40
entre TE, 40
entre TCP, 40
entre CM com DIP, 40
DAP (Doença Arterial Periférica)
atividade física na, 80
e mortalidade, 80
DCI (Doença Cardíaca Isquêmica)
marcadores de risco cardiovascular na, 78
efeitos nos, 78
da atividade física, 78
do tratamento do estresse, 78
Deficiência
e desempenho no teste de caminhada, 49
em corredor longo, 49
associação entre, 49
Deformação
mitral, 56
no exercício, 56
Destreinamento
efeito de um mês de, 99
na aptidão física, 99
em programa de mudança de estilo de vida, 99
Diabete(s)
tipo 2
indivíduos com
sedentário, *ver DS*
fisicamente ativos, *ver DA*
impacto na mortalidade por, 113
da ingestão de energia, 113
da atividade física, 113
da perda de peso, 113
Doença
arterial
coronariana, *ver DAC*
periférica, *ver DAP*
cardiovascular, 49, 113
e desempenho no teste de caminhada, 49
em corredor longo, 49
impacto na mortalidade por, 113
da ingestão de energia, 113
da atividade física, 113
da perda de peso, 113
cardíaca isquêmica, *ver DCI*
DS (Indivíduos Diabetes Tipo 2 Sedentários)
identificação do LA em, 45

E

Ecocardiograma
após IM, 30
comparação com, 30
do TE precoce, 30
Ectopia
ventricular, 29
no pós-ergométrico, 29
resultados adversos, 29
Efeito(s)
cardiovasculares, 23
agudos, 23
do exercício físico, 23
Eletrocardiografia
no *check-up* cardiológico, 51
Ergoespirometria
importância clínica da, 47
em pacientes com IC, 47
Ergometria, 27-68
pacientes diabéticos, 28
resposta eletrocardiográfica em, 28
no esforço, 28
na mortalidade por DAC, 28
ectopia ventricular, 29
no pós-ergométrico, 29
resultados adversos, 29
TE precoce, 30
após IM, 30
e ecocardiograma, 30
e monitorização eletrocardiográfica, 30
e arteriografia coronária, 30
predição de eventos cardiovasculares, 31
no paciente muito idoso, 31
TE na, 31
comparado à CM, 31
recuperação da FC, 32

após teste de esforço em esteira ergométrica, 32
VFC, 32
em 24 horas, 32
em indivíduos sadios, 32
valor prognóstico, 22
no início do teste de esforço, 33
do aumento da FC, 33
LiVFC, 34
em adolescentes, 34
obesos, 34
não-obesos, 34
esforço em adolescentes, 36
resposta da PA ao, 36
sobrepeso na, 36
obesidade na, 36
$VO_{2máx}$, 37, 44
no teste cardiopulmonar, 37
em adolescentes, 37
proposta de classificação, 37
e sobrevida na estratificação de risco, 44
na IC avançada, 44
aptidão cardiorrespiratória, 38
e fatores de risco cardiovascular, 38
em adolescentes, 38
PA, 39
em adolescentes, 39
no TE, 39
TE com protocolo em rampa, 39
maior tolerância ao esforço com, 39
em crianças, 39
em adolescentes, 39
DAC em diabéticas, 40
tipo 2 assintomáticas, 40
estudo comparativo na identificação de isquemia, 40
$FC_{máx}$, 42
em idosas brasileiras, 42
IC, 43, 47
classificação ventilatória na, 43
desenvolvimento de sistema de, 43
importância clínica na, 47
da ergoespirometria, 47
do treinamento aeróbico, 47
identificação do LA, 45
em DS, 45
em DA, 45
consumo de oxigênio, 46
pós-exercício, 46
de força, 46
aeróbio, 46
determinação do LA, 48
de idosos saudáveis, 48
comparação de métodos, 48
teste de caminhada em corredor longo, 49
associação entre, 49
e mortalidade, 49
e DCV, 49
e limitação de movimentos, 49
e deficiência, 49
check-up cardiológico, 51
eletrocardiografia no, 51
TE no, 51
hiper-reatores de esforço, 52
MAPA em, 52
monitorização ambulatorial em, 52
da pressão casual, 52
betabloqueadores, 53
na hipertensão arterial sistêmica, 53
por exercício, 53
cardiopatia congênita, 55
adultos com, 55
TE prediz mortalidade em, 55
exercício, 56
deformação mitral no, 56
regurgitação no, 56
checklist, 67
TE convencional, 67
indicações do, 67
TE especial, 68
com outros métodos, 68
contra-indicações do TE, 68
Esforço
resposta eletrocardiográfica no, 28
em pacientes diabéticos, 28
maior tolerância ao, 39
com protocolo em rampa, 39
TE em crianças, 39
TE em adolescentes, 39
hiper-reatores de, 52
MAPA em, 52
monitorização ambulatorial em, 52
da pressão casual, 52

Esporte(s)
competitivos, 2
avaliação antes de, 2
cardiovasculares, 2
ambulatório de cardiologia do, 6
características de corredores de longa distância no, 6
cardíacas, 6
metabólicas, 6
Esportista(s)
aclimatação de, 7
em climas quentes, 7
protocolo de, 7
Esteira
ergométrica, 32
teste de esforço em, 32
recuperação da FC após, 32
VFC em 24 horas após, 32
Estresse
tratamento do, 78
efeitos nos marcadores do, 78
de risco cardiovascular na DCI, 78
Evento(s)
cardiovasculares, 5, 31
na copa do mundo, 5
da Alemanha, 5
TE na predição de, 31
em paciente muito idoso, 31
comparado à CM, 31
Exercício(s)
físicos, 23, 75
efeitos agudos do, 23
cardiovasculares, 23
não-supervisionados, 75
efeitos em indivíduos normotensos, 75
na PA, 75
na composição corporal, 75
efeitos em indivíduos pré-hipertensos, 75
na PA, 75
na composição corporal, 75
hipertensão arterial por, 53
sistêmica, 53
betabloqueadores na, 53
deformação mitral no, 56
regurgitação no, 56
aeróbios, 104
duas intensidade de, 104
desempenho da força de idosas após, 104

F

FC (Freqüência Cardíaca)
recuperação da, 32
após teste de esforço em esteira, 32
em indivíduos sadios, 32
variabilidade da, *ver VFC*
aumento da, 33
no início do teste de esforço, 32
valor prognóstico do, 33
máxima, *ver* $FC_{máx}$
$FC_{máx}$ (Freqüência Cardíaca Máxima)
em idosas brasileiras, 42
Fibrose
miocárdica, 3
em atletas veteranos, 3
de maratona, 3
evidências bioquímicas, 3
Flexibilidade
corporal, 106
de mulheres idosas, 106
influência da atividade física na, 106
de longa duração, 106
avaliação da, 112
valores normativos do flexiteste, 112
aos 91 anos, 112
Flexiteste
valores normativos do, 112
aos 91 anos, 112
Freqüência
cardíaca, *ver FC*

G

Gordura
corporal, 8
redução na, 8
no triatlo de ultra-resistência, 8
intensidade da corrida e, 8

H

Hidroterapia
efeitos em idosas, 107
na recuperação do equilíbrio, 107
na prevenção de quedas, 107
Hiper-reator(es)
de esforço, 52
MAPA em, 52
monitorização ambulatorial em, 52
da pressão casual, 52
Hipertensão
arterial, 53, 77
sistêmica, 53
por exercício, 53
betabloqueadores na, 53
redução de, 77
com condicionamento físico, 77
Homem(ns)
pré-diabéticos, 73
risco de morte por câncer em, 73
preparo físico cardiorrespiratório e, 73
diabéticos, 73
risco de morte por câncer em, 73
preparo físico cardiorrespiratório e, 73
idosos, 102, 105
níveis de testosterona mais baixo em, 102
e declínio da *performance* física, 102
e declínio da força muscular, 102
risco de quedas em, 105
atividade física em, 105
desempenho físico em, 105
Hormônio(s)
abuso de, 11
em adolescentes, 11
em adultos, 11

I

IC (Insuficiência Cardíaca)
pacientes com, 43, 47, 70
sistema de classificação ventilatória em, 43
desenvolvimento de, 43
importância clínica em, 47
da ergoespirometria, 47
do treinamento aeróbico, 47
efeitos do treinamento físico em, 70
na morbidade, 70
na mortalidade, 70
avançada, 44
estratificação de risco de, 44
$VO_{2máx}$ na, 44
sobrevida na, 44
Idosa(s)
desempenho da força em, 104
após exercícios aeróbios, 104
duas intensidade de, 104
força muscular manual de, 106
influência da atividade física na, 106
de longa duração, 106
flexibilidade corporal de, 106
influência da atividade física na, 106
de longa duração, 106
efeitos da hidroterapia em, 107
na recuperação do equilíbrio, 107
na prevenção de quedas, 107
Idoso(s)
muito, 31
predição de eventos cardiovasculares no, 31
TE comparado à CM, 31
saudáveis, 48
determinação do LA de, 48
comparação de métodos, 48
mortalidade em, 101
aptidão cardiorrespiratória e, 101
adiposidade e, 101
níveis de testosterona mais baixo em, 102
e declínio da *performance* física, 102
e declínio da força muscular, 102
risco de quedas em, 105
atividade física em, 105
desempenho físico em, 105
saúde mental de, 108
estado de, 108
atividade física e, 108
cognição em, 109
caminhada para, 109
vitamina B para, 109
IM (Infarto do Miocárdio)
TE precoce após, 30
comparação, 30
com ecocardiograma, 30

com monitorização
eletrocardiográfica, 30
com arteriografia coronariana, 30
Infarto
do miocárdio, *ver IM*
Insuficiência
cardíaca, *ver IC*

L

LA (Limiar Anaeróbio)
identificação do, 45
em DA, 45
em DS, 45
LA (Limiar de Anaerobiose)
determinação do, 48
em idosos saudáveis, 48
comparação de métodos, 48
Limiar
da VFC, *ver LiVFC*
anaeróbio, *ver LA*
de anaerobiose, *ver LA*
LiVFC (Limiar de Variabilidade da Freqüência Cardíaca)
em adolescentes, 34
obesos, 34
não-obesos, 34
Longevidade
fatores associados, 110
modificáveis, 110

M

MAPA (Monitorização Ambulatorial da Pressão Arterial)
em hiper-reatores, 52
de esforço, 52
Marcador(es)
de risco cardiovascular, 78
em pacientes com DCI, 78
efeitos da atividade física nos, 78
efeitos do tratamento do estresse nos, 78
de risco metabólico, 98
efeitos benéficos nos, 98
de evitar períodos prolongados de sedentarismo, 98
Miocardiopatia
hipertrófica, *ver MPH*
Monitorização
eletrocardiográfica, 30
comparação com, 30
do TE precoce após IM, 30
ambulatorial da PA, *ver MAPA*
da pressão casual, 52
em hiper-reatores de esforço, 52
Morbidade
em pacientes com IC, 70
efeitos na, 70
do treinamento físico, 70
Mortalidade
por DAC, 28
em pacientes diabéticos, 28
resposta eletrocardiográfica na, 28
e desempenho no teste de caminhada, 49
em corredor longo, 49
associação entre, 49
em adultos, 55
com cardiopatia congênita, 55
TE prediz a, 55
em pacientes com IC, 70
efeitos na, 70
do treinamento físico, 70
atividade física e, 80
na DAP, 80
Morte
súbita em atletas, 10, 25
redução de, 10
triagem na, 10
com idade inferior a 35 anos, 25
causas de, 25
com idade superior a 35 anos, 26
causas de, 26
por câncer em homens, 73
pré-diabéticos, 73
preparo físico cardiorrespiratório e, 73
diabéticos, 73
preparo físico cardiorrespiratório e, 73
Movimento
limitação de, 49
e desempenho no teste de caminhada, 49
em corredor longo, 49

MPH (Miocardiopatia Hipertrófica)
em atletas, 4
prevalência de, 4
triagem de, 4

O

Obesidade
influência do, 36
na resposta da PA, 36
ao esforço em adolescente, 36
Oximetria
de pulso, 114
diferença na, 114
entre sexos, 114

P

PA (Pressão Arterial)
resposta da, 36
ao esforço em adolescentes, 36
com sobrepeso, 36
com obesidade, 36
monitorização ambulatorial da, *ver MAPA*
de indivíduos normotensos, 75
efeitos na, 75
de exercício físico não-supervisionado, 75
de indivíduos pré-hipertensos, 75
efeitos na, 75
de exercício físico não-supervisionado, 75
Paciente(s)
diabéticos, 28, 72
resposta eletrocardiográfica em, 28
no esforço, 28
na mortalidade por DAC, 28
base clínica para recomendação em, 72
de aumento da prática de atividade física, 72
de perda de peso, 72
muito idoso, 31
predição de eventos cardiovasculares no, 31
TE comparado à CM, 31
com IC, 43, 47
sistema de classificação ventilatória em, 43
desenvolvimento de, 43
importância clínica em, 47
da ergoespirometria, 47
do treinamento aeróbico, 47
cardíacos, 81
treinamento físico para, 81
segurança do programa de, 81
coronariopatas, 90
atividade física em, 90
benefícios da, 90
Pós-Ergométrico
ectopia ventricular no, 29
resultados adversos, 29
Preparo
físico cardiorrespiratório, 73
maiores níveis de, 73
e menor risco de morte por câncer, 73
em homens pré-diabéticos, 73
em homens diabéticos, 73
Pressão
arterial, *ver PA*
casual, 52
em hiper-reatores de esforço, 52
monitorização da, 52

Q

Qualidade de vida
avaliação, 76
pós-cirurgia cardíaca, 76
na fase I da reabilitação, 76
pelo questionário MOS SF-36, 76

R

Rastreamento
em adolescente, 9
utilidade do, 9
custo-benefício do, 9
Reabilitação
cardíaca, 69-96
efeito do treinamento físico, 70
em pacientes com IC, 70
na morbidade, 70

na mortalidade, 70
colesterol HDL, 71
níveis séricos de, 71
efeitos do treinamento aeróbio, 71
pacientes diabéticos, 72
aumento de atividade física em, 72
perda de peso em, 72
maior preparo cardiorrespiratório, 73
e menor risco de morte por câncer, 73
em homens pré-diabéticos, 73
em homens diabéticos, 73
síndrome metabólica, 74
efeitos nos fatores da, 74
do treinamento de força, 74
programa de exercício físico não-supervisionado, 75
efeitos na PA, 75
em indivíduos normotensos, 75
em indivíduos pré-hipertensos,75
efeitos na composição corporal, 75
em indivíduos normotensos, 75
em indivíduos pré-hipertensos,75
avaliação da qualidade de vida, 76
pós-cirurgia cardíaca, 76
na fase 1, 76
hipertensão arterial, 77
redução com condicionamento físico, 77
marcadores de risco cardiovascular, 78
na DCI, 78
efeitos da atividade física nos, 78
efeitos do tratamento do estresse nos, 78
atividade física na DAP, 80
e mortalidade, 80
segurança de programa de treinamento, 81
para pacientes cardíacos, 81
checklist, 89
benefícios da atividade física, 89
na prevenção cardiovascular primária, 89
em pacientes coronariopatas, 90
avaliação cardíaca, 91
antes da atividade física, 91
fases da reabilitação, 92

Recuperação
da FC, 32
após teste de esforço em esteira, 32
em indivíduos sadios, 32
Redução
na gordura corporal, 9
no triatlo de ultra-resistência, 8
intensidade da corrida e, 8
de morte súbita, 10
em atletas, 10
triagem na, 10
de hipertensão arterial, 77
com condicionamento físico, 77
Regurgitação
no exercício, 56
Resposta
eletrocardiográfica, 28
em pacientes diabéticos, 28
no esforço, 28
na mortalidade por DAC, 28

S

Sedentarismo
períodos prolongados de, 98
ininterruptos, 98
efeitos nos marcadores de risco, 98
metabólico, 98
Síndrome
de coração do atleta, 24
metabólica, 74
efeitos nos fatores da, 74
do treinamento de força, 74
Sistema
de classificação ventilatória, 43
em pacientes com IC, 43
desenvolvimento de, 43
Sobrepeso
influência do, 36
na resposta da PA, 36
ao esforço em adolescente, 36
Sobrevida
na estratificação de risco de, 44
de IC avançada, 44

T

TCP (Teste Cardiopulmonar)
  $VO_{2máx}$ determinado pelo, 37
    em adolescentes, 37
      proposta de classificação, 37
  TE comparado a, 40
    na identificação de isquemia, 40
      na DAC em diabéticas, 40
        tipo 2 assintomáticas, 40
TE (Teste Ergométrico)
  precoce, 30
    após IM, 30
      e ecocardiograma, 30
      e monitorização eletrocardiográfica, 30
      e arteriografia coronariana, 30
  no paciente muito idoso, 31
    na predição de eventos cardiovasculares, 31
      comparado à CM, 31
  em crianças, 39
    maior tolerância, 39
      com protocolo em rampa, 39
  em adolescentes, 39
    maior tolerância, 39
      com protocolo em rampa, 39
  estudo comparativo na identificação de isquemia entre, 40
    na DAC em diabéticas, 40
      tipo 2 assintomáticas, 40
        com TCP, 40
        com CM com DIP, 40
  no *check-up* cardiológico, 51
  prediz mortalidade, 55
    em adultos, 55
      com cardiopatia congênita, 55
  convencional, 67
    indicações do, 67
  especial, 68
    associado a outros métodos, 68
  contra-indicações do, 68
Tema(s)
  especiais, 97-115
    evitar períodos prolongados de sedentarismo, 98
      efeitos benéficos de, 98
        nos marcadores de risco metabólico, 98
    efeitos de um mês de destreinamento, 99
      na aptidão física, 99
        relacionada à saúde, 99
    prática de caminhada, 100
      intervenções para promoção da, 100
    mortalidade em idosos, 101
      aptidão cardiorrespiratória e, 101
      adiposidade e, 101
    níveis de testosterona mais baixos, 102
      e declínio na *performance* física, 102
      e declínio da força muscular, 102
    resposta ao TF, 103
      da testosterona, 103
      do cortisol, 103
    desempenho da força em idosas, 104
      após duas intensidade de exercício, 104
        aeróbios, 104
    homens idosos, 105
      risco de queda em, 105
      atividade física em, 105
      desempenho físico em, 105
    mulheres idosas, 106
      força muscular manual de, 106
      flexibilidade corporal de, 106
    hidroterapia em idosas, 107
      efeitos na recuperação do equilíbrio, 107
      efeitos na prevenção de quedas, 107
    saúde mental de idosos, 108
      atividade física e, 108
    cognição em idosos, 109
      caminhada para, 109
      vitamina B para, 109
    longevidade, 110
      fatores modificáveis associados, 110
    prática de atividade física, 111
      em crianças, 111
        intervenção para promoção da, 111
      em adolescentes, 111
        intervenção para promoção da, 111
    avaliação da flexibilidade, 112
      aos 91 anos, 112
    impacto na mortalidade por doença cardiovascular, 113

da ingestão de energia, 113
da atividade física, 113
da perda de peso, 113
oximetria de pulso, 114
diferença entre sexos na, 114
Teste
ergométrico, *ver TE*
de esforço, 32
em esteira ergométrica, 32
recuperação da FC após, 32
em indivíduos sadios, 32
início do, 33
aumento da FC no, 33
valor prognóstico do, 33
cardiopulmonar, *ver TCP*
de caminhada, 49
em corredor longo, 49
desempenho no, 49
e mortalidade, 49
e DCV, 49
e limitação de movimentos, 49
e deficiência, 49
Testosterona
níveis mais baixos de, 102
em homens idosos, 102
e declínio da *performance* física, 102
e declínio da força muscular, 102
resposta da, 103
ao TF, 103
fatores relacionados, 103
TF (Treinamento de Força)
efeitos do, 74
nos fatores da síndrome metabólica, 74
respostas ao, 103
da testosterona, 103
fatores relacionados, 103
do cortisol, 103
fatores relacionados, 103
Treinamento
aeróbico, 47, 71
importância clínica do, 47
em pacientes com IC, 47
efeitos do, 71
nos níveis séricos de colesterol HDL, 71
físico, 70, 81
efeitos em pacientes com IC, 70
na morbidade, 70
na mortalidade, 70
para pacientes cardíacos, 81
segurança do, 81
de força, *ver TF*
Triatlo
de ultra-resistência, 8
redução na gordura corporal no, 8
intensidade da corrida e, 8

V

Valor
de consumo máximo de oxigênio, *ver* $VO_{2máx}$
VFC (Variabilidade da Freqüência Cardíaca)
em indivíduos sadios, 32
em 24 horas, 32
após teste de esforço em esteira, 32
limiar de, *ver LiVFC*
Vitamina
B, 109
para cognição, 109
em idosos, 109
$VO_{2máx}$ (Valor de Consumo Máximo de Oxigênio)
determinado pelo TCP, 37
em adolescentes, 37
proposta de classificação, 37
na estratificação de risco, 44
de IC avançada, 44